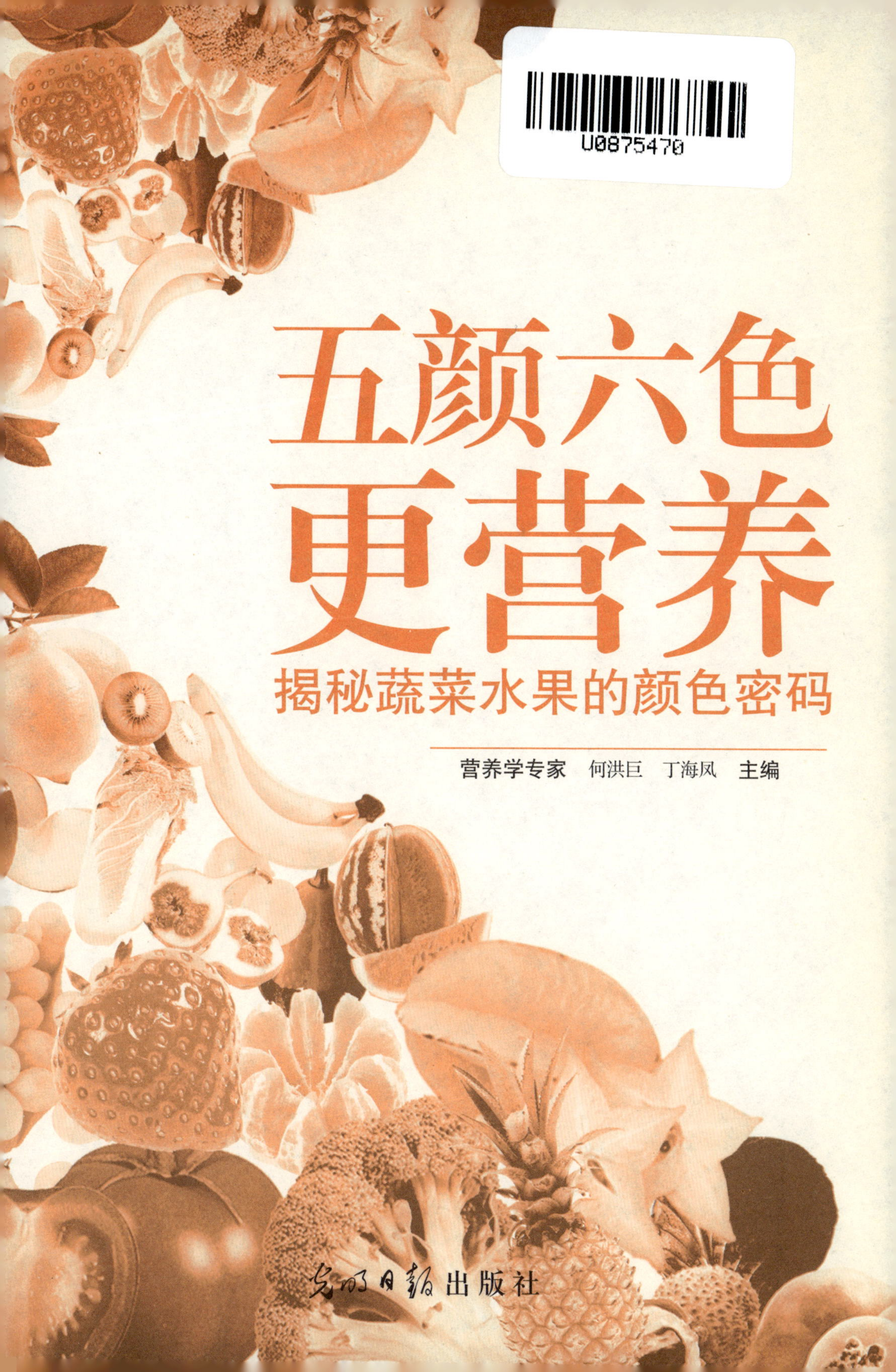

五颜六色更营养

揭秘蔬菜水果的颜色密码

营养学专家　何洪巨　丁海凤　主编

光明日报出版社

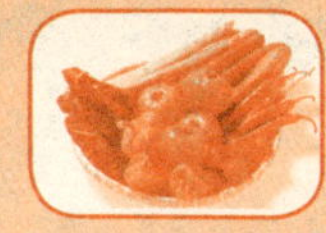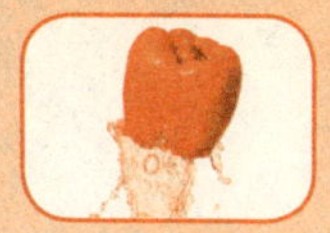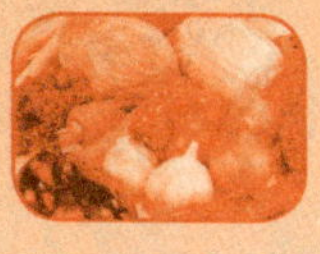

序

自然界是五颜六色的，让人们感受着缤纷色彩的绚丽。但你知道吗？蔬果也分多种颜色，比如说，绿色的菠菜，红色的山楂，橙色的南瓜，白色的荸荠，黑色的木耳，正是这些蔬果的存在，让人们享受到营养的同时，也感受着色彩带来的愉悦。

绿色是食物之源，是食物链中最基础的一环，所以绿色可以被看作是生命的颜色。日常生活中，人们接触到的绿色食物绝大多数都属于蔬菜类，耳熟能详的如黄瓜、菠菜、芹菜等。绿色植物蕴含了人体必需的大量维生素、矿物质以及膳食纤维，更富含其他食物所匮乏的叶绿素，可以说，绿色是维持机体生命活动必不可少的重要物质，可以被誉为“生命元素大本营”。

红色蔬果常指那些颜色鲜红艳丽的圆形蔬果，譬如西红柿、山楂、樱桃等。这类蔬果含有丰富的番茄红素、单宁等成分，可以保护细胞，具有抗炎作用，还能为人体提供蛋白质、维生素、矿物质以及微量元素，可以增强心脏和气血功能。红色蔬果在颜色上可以给人热烈奔放的感觉，如同体验心脏的“砰砰”搏动。红色蔬果由于富含番茄红素，因此具有很强的抗氧化作用，可调节免疫力、防癌抗癌。

橙色蔬果包括颜色呈黄色或橙色的蔬果，土豆、菠萝、木瓜等含在其中。橙色蔬果通常含有较为丰富的维生素，如维生素A可保护肠道，预防胃肠炎的发生；维生素D可促进钙、磷的吸收，帮助强壮骨骼。橙色蔬果除了具有以上功效外，还可以清除氧自由基，防病抗衰老。

黑色蔬果常包括黑色与紫色，如紫葡萄、茄子等。黑色蔬果富含类黄酮类色素和矿物质，可以清除氧自由基、改善血液循环、养颜护肤。黑木耳、紫菜等这些蔬果的药用价值都很高，可明显减少动脉硬化、冠心病、脑中风等疾病的发生率，对流感、慢性肝炎、肾病、贫血、脱发等均有不错的功效。

白色蔬果是指本身色泽洁白或颜色较浅的蔬果，包括根茎类蔬果和一些颜色浅淡的蔬果。相对于其他几种颜色的蔬果来说，白色蔬果往往缺少人体所必需的氨基酸，因此其营养价值要稍差一些，但是它却是三大营养素——碳水化合物、优质脂肪和蛋白质的重要来源，能够给人类提供最基本的营养物质。

五色蔬果的存在，不仅丰富了人们的味觉和视觉，更在一定程度上变成了“食物药”。我国自古便有“药食同源”的说法，认为不同的食物会对身体疾病有预防和控制的功效。有一些从古至今流传下来的妙方就非常能说明问题，如“冬吃萝卜夏吃姜，不劳医生开药方”，是根据季节的特点全面提升身体抵抗力。而吃梨能润肺止咳，喝姜糖水能发汗治疗风寒感冒，则是针对某一疾病的特效防治方法。当然，蔬果在我们生活中所扮演的角色还不止这些，对于爱美的女孩子们来说，蔬果可是纯植物、无添加剂的美容产品，香蕉白肤面膜，土豆去黄面膜，这在美女圈里是公开的美颜妙方。多彩的蔬果在满足口腹之欲的同时，又让我们慢慢觉察到肌肤的变化，这简直太令人惊喜了。

研究了多年蔬果的营养，我们所探寻的无外乎就是，让您从蔬果中获得更多美味与健康。民以食为天，食物的丰富和多样化在一定程度上显示了国家富强，但最根本的，是人们身体健康的基础。

希望这本书能为您的生活带去一些帮助，能成为您了解、辨析蔬果营养的小帮手。

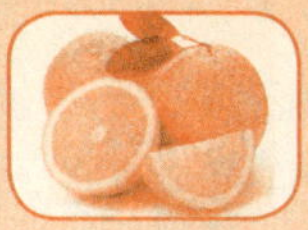
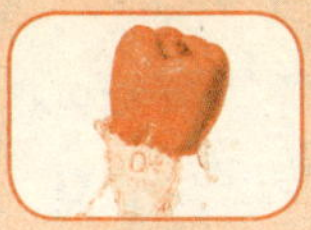
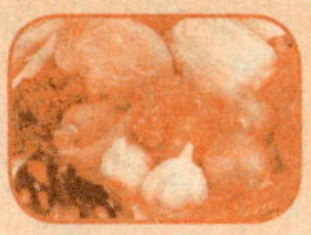

目录

CONTENTS

总 述

五色蔬果的健康魅力

第一章

身心两平衡的绿色蔬果

第二章

提升活力的红色蔬果

第三章

增强免疫力的橙色蔬果

第四章

健康瘦身的黑色蔬果

第五章

清新干净的白色蔬果

第六章

药食同源，吃掉蔬果赶走疾病

第七章

美颜蔬果，可以吃出来的貌美如花

第八章

拨开迷雾，误区靠边站

总述 五色蔬果的健康魅力

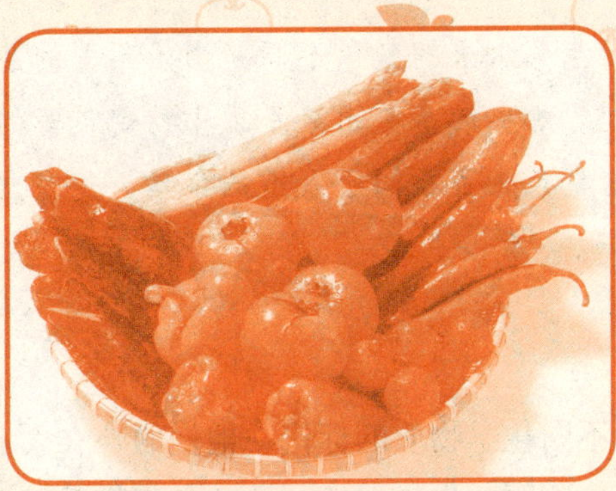

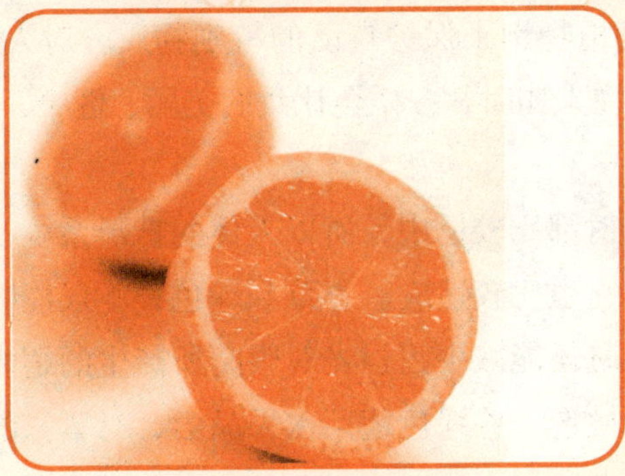

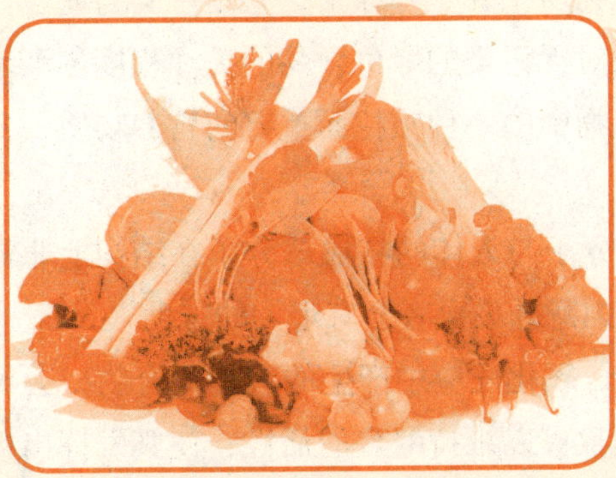

选蔬果，好色有道理

尽人皆知，花朵是五颜六色的，装点着我们周围的环境，蔬菜水果也有各种各样的颜色，例如红色的樱桃、西红柿，黄色的菠萝、胡萝卜，黑色的木耳、海带，绿色的猕猴桃、菠菜，白色的雪梨、大白菜等等。

近代科学研究表明，蔬菜水果的颜色不同是由于不同的蔬菜水果中含有的化学物质不同。那些使蔬菜水果呈现出特定色彩的物质统称为天然植物色素，这种色素可不同于人造的色素，是完全安全无毒，可以放心食用的。

蔬果颜色大不同

蔬菜水果的不同颜色是不同化学物质的标记，他们的外衣大多由其化学性质所决定，当然有着各自不同的生物属性。这些色素物质不只让蔬菜水果具有特殊的颜色，更是植物用来保护自己的特别物质。对人类来说，更重要的是，这些物质作用在人体时，一样会让我们美丽、健康，有活力。

身心两平衡的绿色蔬果

绿色对光线的吸收和反射都比较适中，所以人体的神经系统、大脑皮层和眼睛里的视网膜组织对它也比较适应。青草和绿色，不仅能吸收强光中对眼睛有害的紫外线，同时还能减少因强光对眼睛所产生的耀光。当人在紧张的学习或工作之余，挑选一些绿色蔬菜水果品尝，对紧张的神经、疲劳的眼睛都不无裨益。

绿色蔬菜水果中的呈色物质主要是叶绿素，它是一类与光合作用有关的最重要的色素。随着人们对无污染的绿色食品的关注程度逐渐增高，叶绿素——这种存在于绿色植物中的一种独特而重要的营养物质，其保健功能也开始受到人们的重视。

1.造血作用：叶绿素的分子与人体的红血球分子在结构上非常相似，因此，饮用叶绿素对产妇与因意外失血者会有很大的帮助。

2.抵抗自由基（人体进行氧化反应中产生的有害化合物，会导致衰老和引发多种慢性病）：叶绿素可以维持酵素的活性，使其发挥出极强的抗氧化作用，抵抗自由基，延缓衰老。

3.解毒作用：叶绿素是最好的天然解毒剂，可以中和各种垃圾食品中含有的防腐剂、添加剂和香精等在体内积存的毒素，并将其排出体外，起到净化血液的作用。

4.消炎作用：叶绿素能预防感染，防止炎症的扩散，具有杀菌消炎的作用。对于很多炎症特别是皮肤发炎、外伤，久治不愈的胃溃疡、肠炎等都有良好的疗效。

5.脱臭作用：叶绿素可以抑制代谢过程中产生的硫化物，只要每天适量的饮用青汁，就能使口腔、鼻腔、身体散发出的口臭、汗味、尿味、粪便味等异味消失。

6.抗病强身：叶绿素能增强机体的耐受力，还有抗衰老、抗癌、防止基因突变等功能，是人体健康的卫士。

7.纤维素丰富：因为纤维在植物的叶子中与叶绿素一同存在，所以摄取叶绿素就等于同时摄取了纤维素。

此外，绿色蔬菜水果大都含有丰富的叶酸成分，而叶酸已被证实是人体新陈代谢过程中最为重要的维生素之一，可有效地消除血液中过多的同型半胱氨酸（一种有害化合物，也叫高半胱氧酸，人体内这种物质多了，会提高以脑血管疾病的发病率，还会诱发老年人骨折），从而保护心脏的健康。绿色蔬果还是钙元素的最佳来源，对于一些正处在生长发育期或患有骨质疏松症的人，常食绿色蔬果无疑是补钙佳品。

提升活力的红色蔬果

从色彩对人体影响的角度看，红色能提升人的活力，如红色蔬果具有刺激情绪、加速血液循环、增进食欲、升高血压的作用，还具有使人精神振奋，增进食欲，使脉搏加快并给人以温暖感等作用。

红色蔬菜水果的呈色物质主要是类胡萝卜素，这种色素不溶于水而溶于有机溶剂。类胡萝卜素包括600多种化合物，如β-胡萝卜素、叶黄素、虾青素等，β-胡萝卜素是其中的典型代表。类胡萝卜素以色素形式存在于自然界，约有50种在人和动物体内可转变成维生素A，发挥维生素A的生理作用，故有“维生素A原”之称。类胡萝卜素及其代谢产物有多种生物学功能，对人体健康有一定保健作用。

1.抗氧化作用：类胡萝卜素的重要化学特征之一是猝灭单线态氧

（“猝灭”是专属动词，单线态氧是一种有害化合物，与身体中的某些物质结合可生成自由基，危害人体健康）。单线态氧是极易转变为自由基的氧化物，能与细胞中的许多成分相互作用产生多种过氧化物而引发氧化损伤。而类胡萝卜素可与单线态氧相互作用，生成类胡萝卜素氧化物，它可以向周围的细胞溶液释放能量，从而消除细胞内强氧化剂的毒性。

2.免疫调节作用：人体免疫系统主要具有抵御病原体的作用，β-胡萝卜素、叶黄素、虾青素等类胡萝卜素能增强体内的免疫反应。

3.抗癌作用：类胡萝卜素通过捕获自由基、猝灭单线态氧、终止脂质过氧化等抗氧化作用，以及增强细胞间信息传递和免疫调节作用等多方面起到一定的抗癌作用。

总之，红色蔬菜水果一般具有极强的抗氧化性，如番茄红素对心血管具有保护作用，有独特的抗氧化能力、保护体内细胞、减少癌变危害、降低胆固醇、防止便秘。有些人体质弱，易受感冒病毒的“欺负”，多食红色蔬菜水果会增强抵抗力。此外，红色蔬果还能为人体提供丰富的优质蛋白质和许多无机盐、维生素以及微量元素，能大大增强人的心脏和气血功能。因此，经常食用一些红色蔬果，对增强心脑血管活力、提高淋巴免疫功能颇有益处。

增强免疫力的橙色蔬果

橙色蔬果包括颜色呈黄色或橙色的蔬果，土豆、南瓜、木瓜等含在其中。橙色蔬果通常含有较为丰富的维生素，如维生素A可保护肠道，预防胃肠炎的发生，维生素D可促进钙、磷的吸收，帮助强壮骨骼。橙色蔬果除具有以上功效外，还可以清除氧自由基，防病抗衰老。

1.缓解女性更年期症状：橙色蔬果能够强健脾胃，对于荷尔蒙分泌失调、记忆力下降等女性更年期症状有缓解作用，因此，女性常吃土豆、胡萝卜、木瓜等橙色蔬果对身体有益。

2.预防感染：人体一旦缺乏维生素C，就会出现伤口不易愈合、牙龈发炎出血、毛细血管出血等症状，增加感染的几率，而且抵抗力下降，更容易感冒。橙色蔬果是维生素C的“大仓库”，维生素C又称“抗坏血酸”，是一种抗“坏血病”的维生素，在物质代谢中起着重要作用。

3.清除自由基，抵抗衰老：自由基可以说是人类健康的天敌，它在人体内不断积累，会加速细胞的老化与死亡，激活致癌物质，使人体免疫力下降。而在橙色蔬果中，除了具有强抗氧化能力的胡萝卜素保护细胞膜免受氧自由基的破坏之外，还蕴含大量的维生素A、维生素C和维生素E，它们都是非常好的抗氧化剂，能够捕获各种反应所产生的高活性的氧自由基，使之变为无害的化合物。

延年益寿的黑色蔬果

黑色蔬菜水果中的主要呈色物质是类黄酮类色素（一种多酚类化合物，对清除自由基有益处），如花青素，它广泛存在于植物花瓣、叶片、果实、根茎中。

医学研究证明，花青素是一种强有力的抗氧化剂，它具有如下作用。

1.花青素的自由基清除能力是维生素E的50倍，也是维生素C的20倍，花青素可被人体 100%地吸收，服用20分钟后，血液中就能检测到，并在体内维持长达27小时。与其他抗氧化剂不同，花青素有跨越血脑屏障的能力，可以直接保护大脑中枢神经系统。所以花青素有助于预防多种与自由基有关的疾病，包括癌症、心脏病、过早衰老和关节炎。

2.在欧洲，为了改善血液循环、治疗糖尿病性视网膜病变、减轻水肿和抑制静脉曲张等，花青素已用于临床治疗几十年。花青素可以强化毛细血管、动脉与静脉血管，因此，它有消肿化淤的功效。

3.花青素可以恢复胶原蛋白活力，使皮肤平滑而有弹性，也是局部施用的皮肤霜的极好添加剂，花青素还可以保护人体免受阳光伤害，促进治愈牛皮癣和老年斑。

4.花青素可以帮助关节、动脉以及其他组织（如心脏）维持正常功能，不管是从长期还是从短期的效果来看，花青素都是至今发现的、最好的心脏保护剂。

清新干净的白色蔬果

我们常常听说，蔬菜要买深色的。因为深色蔬菜的维生素和膳食纤维更高，对身体更有益，比如，红色蔬菜的番茄红素含量高，橙黄色蔬菜的胡萝卜素多，黑色蔬菜的铁更丰富,所以白色蔬菜常受到人们的冷落和忽视。其实，白色蔬菜有一项非常重要的功能：抗癌。

白色的蔬菜如冬瓜、竹笋、白萝卜等含纤维素及一些抗氧化物质，具有提高免疫功能、预防溃疡病和胃癌、保护心脏的作用。

另外，白色蔬果还含有丰富的具有抗癌效能的微量元素硒。硒能加速体内过氧化物分解，起到抑制恶性肿瘤的作用。硒还可促使人体产生谷胱甘肽（一种化合物，可清除自由基，保护身体健康）等物质，使癌失去“毒性”。

此外，白色的大蒜是烹饪时不可缺少的调味品，其含有的蒜氨酸、大蒜辣素、大蒜新素等成分，不仅可以降低血脂，防止冠心病，杀灭多种球菌、杆菌、霉菌、原虫、滴虫，还可以阻止胃内亚硝酸盐与二级胺生成致癌的亚硝胺，降低胃癌的发生。

但是，大蒜不可过量食用，因为它易产生挥发性气体，过量食用会产生胀气和排气过多，给身体造成不适。

总之，浅色蔬菜水果虽然没有绚丽的色彩，但是会给人一种清新干净的感觉，而且有其独特的营养价值，在日常生活中也是不可或缺的。

古老的五行学说，餐桌上的五色奥秘

五行是我国古代哲学的基本范畴之一，是中国上古原始的科学思想。“五”即木、火、土、金、水五种物质；“行”即四通八达，流行和行用之意，运动变化、运行不息。五行，指宇宙间一切事物，都归于木、火、土、金、水这五种物质，并由此形成复杂的运动和变化。不可将五行看作是静态的，而应看作是五种动态的相互作用。

以下这张简单的表格，简单清晰地说明了五行、五脏、五色与五味的关系。

五行	五脏	五色	五味
木	肝	青	酸
火	心	赤	苦
土	脾	黄	甘
金	肺	白	辛
水	肾	黑	咸

简单解释这张表格，如下：

1.肝——青色（绿色）——酸（保护肝脏应多吃青色食品，如：青菜、西兰花等，少吃太酸食品。）

2.心——红色——苦（补心应多吃红色食品，如：西红柿、红萝卜等，如果心火太旺也可以吃苦瓜降火。）

3.脾——黄色——甜（保护脾胃应多吃黄色食品，如：黄豆、红薯等，忌吃太甜的食品。）

4.肺——白色——辣（补肺应多吃白色食品，如：洋葱、淮山药、百合等，多食辣的食品，如果肺脏不好可以在胸前挂洋葱圈。）

5.肾——黑色——咸（补肾应多吃黑色食品，如：黑木耳、黑芝麻、葡萄、茄子、紫甘蓝等，而且不要吃太咸食品。）

具体的说：

绿色食物养肝

近年来，绿色食物始终扮演着生命健康“清道夫”和“守护神”的角色，因而备受人们青睐。中医认为，绿色（含青色和蓝色）入肝，多食绿色食品具有舒肝强肝的功能，是良好的人体“排毒剂”。另外，五行中青绿克黄（木克土，肝制脾），所以，绿色食物还能起到调节脾胃消化吸收功能的作用。

红色食物养心

红色蔬菜水果包括西瓜、山楂、草莓、红薯、西红柿等。按照中医五行学说，红色为火，为阳，故红色食物进入人体后可入心、入血，大多具有益气补血和促进血液、淋巴液生成的作用。

黄色食物养脾

五行中黄色为土，因此，黄色食物摄入后，其营养物质主要集中在中医所说的中土（脾胃）区域。黄色蔬菜水果可提供优质蛋白、脂肪、维生素和微量元素等，常食对脾胃大有裨益。

白色食物养肺

白色在五行中属金，入肺，偏重于益气行气。白色食品如山药，自古以来，中医视为物美价廉的补虚佳品，它既可作主粮又可作蔬菜。山药含有多种微量元素和消化酶，具有健脾、养胃和助消化的作用，并能保护胃壁，预防胃溃疡、胃炎的发生。

黑色食物养肾

黑色食物是指颜色呈黑色或紫色、深褐色的各种天然植物或动物。五行中黑色主水，入肾，因此，常食黑色食物更益补肾。黑色蔬菜水果如黑木耳、茄子、海带、紫菜等，中医认为黑色蔬果具有强肾作用。

健康源自科学膳食

蔬菜水果营养丰富，是平衡膳食中不可缺少的部分。市场上的蔬菜水果品种繁多，令人眼花缭乱，怎样才能选到绿色、无公害、营养价值高、适合你和你的家人食用的蔬菜水果呢？

选购蔬菜三注意

1.选择形状、色泽正常的蔬菜

一般来讲，形状、颜色正常的蔬菜是用常规方法栽培的，而异常蔬菜则可能是用激素处理过。所以，在选购时，要选择形状，颜色正常的蔬菜。

2.不吃摄入农药蔬菜

为了避免摄入过多的农药，平时应尽可能选择吃虫子不太喜欢的蔬菜，这类蔬菜主要有茼蒿、生菜、芹菜、胡萝卜、洋葱、大蒜、韭菜、大葱、香菜等。

3.少选根茎类蔬菜

化学肥料特别是氮肥，如尿素、硫酸铵等的施用量过大，会造成蔬菜的硝酸盐污染严重，不仅口感差，而且有害健康。有关专家对上市蔬菜检测后发现，硝酸盐含量较大的主要是根菜类和薯芋类，有的高低相差可达10倍。其规律是，蔬菜的根、茎、叶（即营养体）的污染程度远远高于花、果实、种子（即生殖体），这可能是生物界普遍存在的保护性反应。所以，人们应尽可能多吃些瓜、果、豆和食用菌，如黄瓜、番茄、毛豆、香菇等。

选购水果五注意

1.选用那些有认证标志的水果

有认证标志的水果，比如无公害认证、QS 认证、绿色食品认证、有机食品认证等，这一类水果至少有认证机构管理，所以还是可以放心食用的。

2.最好在大型市场、大型超市购买

因为水果在进入大型市场或超市时都会有速测仪进行检测，所以，可以放心购买。

3.选购前先做测验

在选购可能使用石蜡、着色剂等化学物质的水果时，可以用手或餐巾纸擦拭水果表面，如能擦下一层淡淡的红色，千万别买，这很有可能就是工业蜡染过色的；发现色泽不一致，可能是打蜡了，要慎重选购。

4.尽量优先选套袋处理的

在果实的生长过程中，有些果实用袋子将其包裹起来，这样做能有效地防治病虫害的侵害和农药污染。这种水果表皮干净而均匀，受到污染气体、农药喷洒的影响比较小。

5.选用当季水果

一些浆果类水果由于不太容易保藏，商贩们为防止水果腐烂造成经济损失，所以在使用防腐剂、保鲜剂时更不会吝啬。所以，要选择当季水果。

选购蔬菜水果除了以上基本原则外，笔者最近发现时下人们常有这样一种观念：买蔬果要买有虫眼的，认为蔬菜水果上面有虫子证明没有使用过农药，没有农药残留，其实这是没有科学道理的。因为菜农果农们喷药时很难做到同一时间内杀死全部害虫，时间长了，害虫会产生抗药性，当喷药时它们会逃开，随后再回来。因此，蔬果上留有虫眼未必就没有农药残留物。而且，蔬果表皮有一层蜡质，能起到防止害虫和有毒物质侵害的作用。一旦蔬果表皮受到损伤，各种细菌等病原微生物都会乘虚而入，更加不利于人体健康。

蔬菜水果的洗涤

蔬菜水果上残留的农药被人食用后，很容易在体内累积，当累积达到一定程度后就会造成慢性中毒。在此介绍几种简单的洗涤方法：

1.冲洗法

以不断流动的清水洗涤蔬菜水果，借助水的清洗及稀释能力，可把残留在蔬菜水果表面上的部分农药去除。如苹果、梨等水果以及青椒、西红柿等蔬菜都可以这样清洗。

2.浸泡水洗法

这种方法适用于叶类蔬菜。可以先用水冲洗掉表面污物，然后用清水浸泡不少于10分钟。由于污染蔬菜的农药品种主要为有机磷类杀虫剂，难溶于水，浸泡时可以加入清洗剂，浸泡后用清水冲洗干净。浸泡可以用清水直接泡，也可以在水中加入少量的食用盐，这样既可以杀菌，又可以去除农药残留。

3.碱水浸泡法

在清水中加入适量的食用碱，由于有机磷杀虫剂在碱性条件下会迅速分解，所以将蔬果在碱水中浸泡5–15分钟，将有效去除残留的农药。

4.去皮法

蔬菜水果表面残留农药较多，削去外皮可以有效去除残留的农药。但要注意，必须先清洗再去皮，这样可以避免削皮刀上沾染的农药污染蔬菜水果表皮的内部。

5.储存法

农药会缓慢地分解为对人体无害的物质，对易于保存的蔬果可以存放一定时间以减少农药残留量，一般存放15天以上。此法适用于冬瓜等不易腐烂的品种。

6.加热法

氨基甲酸酯类杀虫剂随着温度升高分解加快，对芹菜、菠菜、小白菜、豆角等蔬菜可以采用这种方法。将蔬菜在沸水中煮2–5分钟，然后用清水冲洗。

除此之外，人们在实际生活中还发明了许多清洗蔬菜水果的方法，如用淘过米的水来浸泡蔬菜水果，因为淘米水属于酸性，有机磷农药遇酸性物质就会失去毒性。在淘米水中浸泡10分钟左右，用清水洗干净，也能使蔬果残留的农药成分减少。但是现在人们滥用洗洁剂，笔者不太赞成这种做法，使用洗洁剂后，有可能减少了农药的残留，但是洗洁剂残留在了蔬菜水果表面同样对人体有害，而且洗洁剂的滥用对环境也有极大的危害，相比之下，使用盐水浸泡、淘米水浸泡等方法更环保、更安全。

第一章 身心两平衡的绿色蔬果

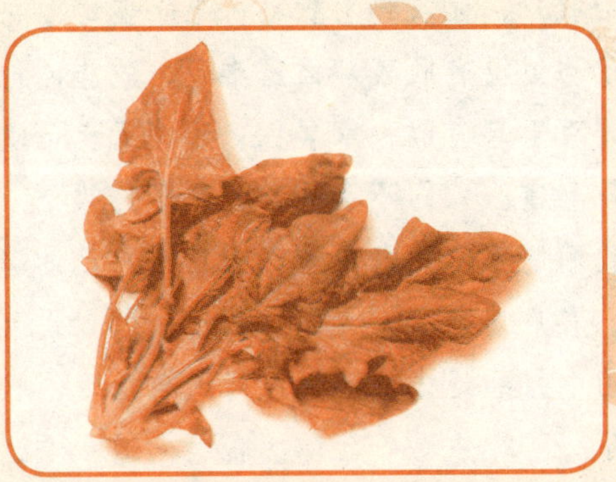

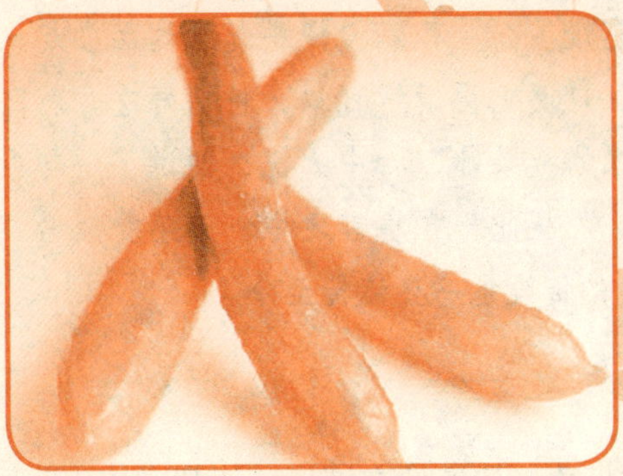

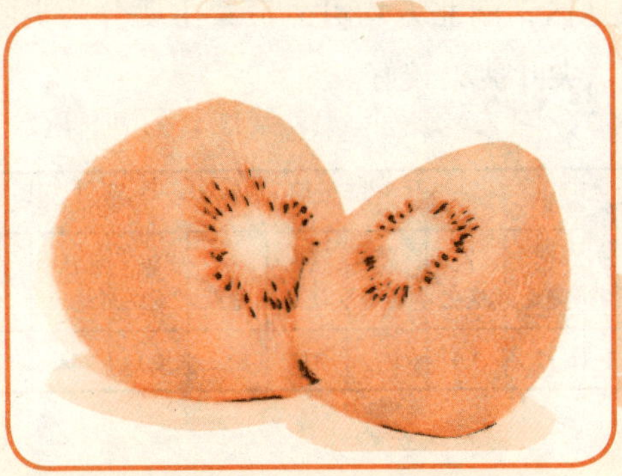

红嘴绿鹦哥——菠菜

相传，在一次微服下江南的路上，乾隆皇帝走的累了，也觉得腹中饥饿，恰在此时，发现路边不远处有一农家，于是乾隆和随从就敲开了这个农户的家门，说明缘由，打算和这个农户讨些饭菜充饥。随从掏出了银子交给农户，让农户去置办一桌丰盛的酒菜。可是农户见到如此多的银子不但没有欣喜却面露难色，乾隆问他为何如此。原来这个地方方圆百里只有他一家居住，现在天色已晚怕是没法置办丰盛的酒菜，乾隆道："你不必为难，银子你收下，做一些你们平时吃的饭菜给我们便可。"农户大喜，忙叫自己的老婆为客人做些饭菜来。不久，农户端来了一大碗食物道："如果天色尚早，我本可以为客人去山中打些野味，不过此时天色已晚，只能给客人做些家里有的饭菜了。"乾隆看着面前的食物问道："这个叫做什么名字？"农户答道："这个是菠菜炖豆腐，家中再无其他食物，只能让客人将就着充饥了。"乾隆慢慢举起汤匙品尝起来，也许是由于饿了，汤食一入口便觉得滑嫩可口，特别好吃。乾隆看着碗里的红色菠菜根，翠绿的菠菜叶，心中大悦，便说了一句："红嘴绿鹦哥，金镶白玉板。"从此，在皇宫之中，菠菜就改名"红嘴绿鹦哥"，而这个御赐名的传说也一直流传至今。

认识菠菜

菠菜是餐桌上的一种常见菜，原产地在波斯，唐朝时传入我国。菠菜四季都可以栽培，而且不限地区，南北方均可。菠菜主要分为尖叶菠菜和圆叶菠菜两种，从品质上讲，尖叶菠菜较好。

话说营养

热量(千卡)	三大营养			胆固醇(毫克)	膳食纤维(克)	矿物质								
	蛋白质(克)	脂肪(克)	碳水化合物(毫克)			钙(毫克)	铁(毫克)	磷(毫克)	钾(毫克)	钠(毫克)	铜(毫克)	镁(毫克)	锌(毫克)	硒(微克)
22	2.6	0.3	2.8	0	1.7	12	1.4	97	311	85.2	0.1	58	0.85	0.97

维生素						
维生素A (微克)	维生素B_1（毫克）	维生素B_2（毫克）	维生素B_6（毫克）	维生素B_{12}（毫克）	维生素C（毫克）	维生素D（毫克）
5	0.04	0.11	0.12	0	32	1
维生素E（微克）	生物素（微克）	维生素K（微克）	维生素P（微克）	胡萝卜素（微克）	叶酸（微克）	泛酸（毫克）
1.74	0	0	0	30	75	0

1.预防各类维生素缺乏症

菠菜中含有各种丰富的维生素，因此，如果你易患口角炎、夜盲症等维生素缺乏症，建议常吃菠菜，可得到有效防治。

2.改善贫血症状

菠菜中富含微量元素，尤其是铁的含量丰富，因此适合贫血患者食用，能够有效帮助改善贫血症状，建议贫血的多发人群——女性，常吃菠菜，能使女性面色红润、容光焕发。

3.抗衰老，增强青春活力

菠菜中含有大量抗氧化剂（一种能清除自由基的化合物，对身体有益），能够促进细胞增殖，因此对抗衰老有很好的功效，想要保持青春活力不妨常吃菠菜。此外，由于抗氧化剂能激活大脑细胞，因此对于防治大脑的老化和预防老年痴呆症有比较突出的作用。

4.预防糖尿病

研究发现，菠菜中含有一种类似胰岛素的物质，能够使血液中的血糖保持稳定，因此对于防治糖尿病来说，是功效非凡的。

5.保护眼睛

一项研究发现，中老年人每周吃3次左右菠菜，每次一斤，可大大降低视网膜退化的危险。除此之外，菠菜还能保护视力，对于用眼过度的人群而言，多吃菠菜不仅丰富胃口，更能保护视力，一举两得。

这样吃

1 大蒜姜汁拌菠菜

取菠菜适量，将大蒜去皮洗净，捣成蒜泥，姜洗净绞成姜汁，葱切成末。把洗干净的菠菜用沸水焯烫一下，晾凉去掉水分后，切成小段加入姜汁、蒜泥、葱末，并配以适量酱油、盐、芝麻油拌匀，即可食用。这道菜具有滋阴润肺、养血止血、降低血压之功效，适于高血压病风痰上逆型患者食用。

2 菠菜汤

将菠菜洗干净，放入开水中焯烫后捞出。沥去水分，切成小段，倒入准备好的适量高汤，打入一个鸡蛋，搅拌成蛋花即成。糖尿病人经常喝此汤有利于血糖保持稳定；同时，此汤还适宜高血压、便秘、贫血、坏血病、皮肤粗糙者和过敏者食用。

3 菠菜炒鸡蛋

将菠菜洗净后切成小段，放入开水中烫一下，捞出后用凉水浸一下待用；将鸡蛋加盐在碗中打散。炒锅置旺火上，将油烧热，倒入鸡蛋炒熟，盛出待用。炒锅再烧热，放油，下葱姜末爆香，烹入料酒，下菠菜、盐，煸炒至菠菜断生，然后放入炒好的鸡蛋，翻炒均匀，加味精、香油炒匀出锅。

挑选保存

在选购菠菜时尽量选择新鲜、没有失水的。如果一次购买太多吃不了，最好低温冷藏起来。用塑料袋装好放入冰箱中保存，但要注意湿度。若放入有洞的塑料袋中更佳，能够较少的丢失水分，也可减少物理损伤。但注意，菠菜不宜长时间保存，会出现烂叶的情况，叶子一旦发黄变烂，必须丢弃掉，不能食用。很多人都爱吃菠菜，但菠菜含有草酸，食后影响人体对钙的吸收，所以，食用时宜先用开水焯一下，以减少草酸含量。

饮食宜忌

开篇的小故事中讲了一道菠菜豆腐汤，虽然皇帝都觉得美味无比，但实际上潜藏着极大的健康危险。菠菜与豆腐为什么不合呢?

结成草酸钙：豆腐中含有植物性蛋白质与钙质，菠菜中含有草酸，二者会结合成草酸钙，而草酸钙不易被人体吸收也不溶解，大部分会由粪便排出体外。

结石体质少食用：草酸钙大部分会排出体外，并不会造成结石，但有些家族性遗传体质的人容易受到一些影响，所以还是少吃为好。

化解妙招：菠菜可以和含钙量少的鸡肉一起炒，改摄取动物性蛋白质，如果与豆腐同食，最好用开水焯烫一下，以减少草酸的摄取量。

小贴士：

菠菜中叶黄素的含量远远超过其他黄绿色蔬菜。叶黄素对一些眼科疾病有很好的防治功效。因此，常和电脑打交道的上班族可适当多吃些菠菜，以减轻环境对眼睛的不良影响。

油菜花开金灿灿——油菜

关于油菜，有个优美的民间传说，据说有个叫芸香的姑娘聪明可爱、貌美如花，不幸的是患上了很严重的皮肤病，身上疥疮累累，痛痒流脓，治了很久都没有痊愈，她非常痛苦。一天深夜，她梦见一片金黄的油菜花，非常漂亮。梦醒之后，芸香思忖，难道这预示着此花可以治我的病。于是，她到菜田去摘取了新鲜带有花蕾的嫩苗，洗净炒食后，果然清香可口，不久后，身上的疥疮慢慢痊愈。芸香姑娘出落的更加美丽。

认识油菜

油菜别名青菜、芸苔、胡菜、苦菜。它的栽培历史比白菜还要长，南北方均可种植，品种也比较丰富。现今市面上售卖的油菜主要分青梗和白梗两种，营养价值没有太大区别。油菜开花结籽后，籽可压榨成油，也就是我们常见的菜籽油。

话说营养

热量（千卡）	三大营养			胆固醇（毫克）	膳食纤维（克）	矿物质								
	蛋白质（克）	脂肪（克）	碳水化合物（克）			钙（毫克）	铁（毫克）	磷（毫克）	钾（毫克）	钠（毫克）	铜（毫克）	镁（毫克）	锌（毫克）	硒（微克）
12	3.2	0.4	1.0	0	2.0	156	2.8	51	192	83.2	0.18	27	0.72	0.82

维生素						
维生素A(微克)	维生素B_1（毫克）	维生素B_2（毫克）	维生素B_6（毫克）	维生素B_{12}（毫克）	维生素C（毫克）	维生素D（毫克）
3	0.08	0.07	80	0	65	0
维生素E（微克）	生物素（微克）	维生素K（微克）	维生素P（微克）	胡萝卜素（微克）	叶酸（微克）	泛酸（毫克）
0.88	0	33	0	20	66	0.17

1.名目养眼

研究发现，油菜中有一种能够促进眼睛视紫质（眼睛产生视觉的最基本物质，可加强适应对黑暗弱光的敏感度）合成的物质，能够使眼睛明亮，因此，常吃油菜可以保护眼睛，让眼睛明亮有神。

2.消肿解毒

油菜的消毒功效是自古皆知的，如果产后淤血腹痛，或患有丹毒、脓疮等症，可多食油菜，是一种辅助治疗手段。

3.预防便秘的发生

我们知道，绿色蔬菜都含有丰富的纤维素，油菜是代表之一。纤维素的作用是减少废物在肠道停留的时间，因此，多吃油菜可有效预防便秘，对肠道疾病也有预防作用。

4.美容养颜

油菜中含有丰富的维生素和钙、铁等微量元素，这些物质是人体黏膜及上皮组织维持生长的重要营养源，对于抵御皮肤过度角质化效果显著。因此，爱美的女性常吃油菜，能够减缓皮肤的衰老程度，让面色看起来更光泽。

5.降低胰腺癌发病率

油菜富含维生素C，可在体内形成一种“透明质酸抑制物”（一种能消除自由基的化合物，对身体有益），这种物质对降低胰腺癌发病的危险很有帮助，可使癌细胞丧失活力。

这样吃

1 蘑菇炒油菜

新鲜油菜250克，鲜蘑菇50克。将油菜去老叶，洗净切成小段；锅烧热，放适量油，待油烧至五成热时，将油菜倒入煸炒。再加鲜汤，至八成热时，放盐、糖、味精、蘑菇；用水淀粉勾芡，装盘即成。此菜具有宽肠通便，解毒消肿的作用。适宜于习惯性便秘，痔疮大便干结等病症，亦可作为感染性疾病患者的食疗蔬菜。

2 清炒油菜

油菜250克，洗净切成段。锅烧热，下油，旺火烧至七成热时，下油菜旺火煸炒，加适量精盐，菜熟后起锅装盘。本菜具有活血化瘀，降低血脂的作用，适宜于高血压、高血脂等患者。

3 油菜炒虾仁

虾肉 60 克，油菜 300 克，姜、葱适量。将虾肉洗净切成薄片，虾用酱油、料酒、淀粉拌好；油菜洗净后切成段，并把菜梗和菜叶分开放；锅中加入食油，烧热后先下虾煸几下即起出，再倒入适量油烧至七成热，先煸炒油菜梗，再煸油菜叶，半熟时倒入虾，再加入佐料等，旺火快炒几下即可起锅装盘。此菜具有强壮身体的作用，可提高机体抗病能力。老年体弱者可常食。

4 凉拌油菜

嫩油菜300克。将油菜洗净后切成段，并将梗、叶分开放，分别在沸水中焯烫一下，沥干水，装盘，以麻油、盐拌食。此菜鲜嫩爽口，具有宽肠通便，降糖之功，糖尿病、便秘患者均应常食。

挑选保存

挑选油菜时，叶子油亮，没有黄叶，没有虫洞的是比较好的，用手指轻轻掐一下，如果很脆说明比较鲜嫩。油菜在生长过程中易生虫，因此几乎都用过农药，所以吃之前要仔细清洗，并用清水浸泡。

油菜可以放在冷藏室内保存，保存时包一层报纸比较好，但时间不能太久，一两天必须食用完。

饮食宜忌

孕早期妇女、患有眼病的人要尽量少吃油菜。

小贴士：

食用油菜时要现做现切，大火爆炒，这样在食用后可以使营养成分得到最大程度的吸收。吃剩的油菜倒掉不要再食用，以免亚硝酸盐沉积给身体带来危害。

宫廷皇帝菜——茼蒿

杜甫一生流离颠沛，经历了唐朝的兴盛与衰亡，心中郁郁寡欢，终日抑郁，所以疾病缠身。他在四川夔州任官的时候，多年的肺病变的更加严重起来，而且眼睛昏花，耳朵也不太灵便了，甚至连正常的起居生活也不太方便了，于是在56岁时杜甫实在无法继续坚持下去，抱病离开了夔州，到湖北公安养病。在公安这个地方，有一个叫李伟的猎户，听说杜甫来到了公安，特别兴奋。他虽然只是个猎户，但却也读书识字，他对杜甫非常钦佩，便前来拜访。可当李伟见到病重的杜甫时却吃了一惊，回到家中用茼蒿制作了一道菜推荐给杜甫食用，因为李伟的父亲曾经也是眼花耳聋，可是后来常吃茼蒿渐渐好了起来。所以李伟回家调制了茼蒿菜再次来到杜甫家中，让杜甫食用了这道菜。杜甫吃后赞不绝口，也让仆人今后常做这道茼蒿菜给自己吃，此后，他的身体也逐渐好了起来。为纪念这位伟大诗人，后人便称此菜为“杜甫菜”。

认识茼蒿

茼蒿又名蓬蒿，北方叫其蒿子杆。原产地在我国，唐朝以前就开始普遍种植。茼蒿的茎和叶都可以食用，有一股比较特殊的香气。茼蒿主要以大叶和小叶来区分，大叶茼蒿南方种植较多，小叶茼蒿北方居多。还有一种花叶茼蒿，抗寒能力比较强。

茼蒿的营养价值较高，几乎所有营养素它都有，譬如胡萝卜素是黄瓜、茄子的20多倍，因此被称为“天然保健品，植物营养素”。

在古代的宫廷中，茼蒿是宫廷佳肴，被叫做皇帝菜，一般百姓吃不上。但现在，老百姓的餐桌上早已常见。

话说营养

热量（千卡）	三大营养			胆固醇（毫克）	膳食纤维（克）	矿物质								
	蛋白质（克）	脂肪（克）	碳水化合物（克）			钙（毫克）	铁（毫克）	磷（毫克）	钾（毫克）	钠（毫克）	铜（毫克）	镁（毫克）	锌（毫克）	硒（微克）
21	1.9	0.3	3.9	0	1.2	73	2.5	36	220	161	0.06	20	0.35	0.6

维生素						
维生素A(微克)	维生素B_1（毫克）	维生素B_2（毫克）	维生素B_6（毫克）	维生素B_{12}（毫克）	维生素C（毫克）	维生素D（毫克）
252	0.04	0.09	0.13	0	18	0
维生素E（微克）	生物素（微克）	维生素K（微克）	维生素P（微克）	胡萝卜素（微克）	叶酸（微克）	泛酸（毫克）
0.92	2	250	0	1.51	190	0.23

1.加快胃肠蠕动，增进食欲

茼蒿中的膳食纤维含量丰富，能加快肠胃蠕动，预防便秘发生。加之气味独特，很多人喜欢茼蒿的香气，而茼蒿之所以散发这种特殊的香气，与其所含的挥发油及胆碱有关，这两种物质对开胃消食有很好的功效，能够使人食欲增加。

2.预防糖尿病

茼蒿中含有丰富的氨基酸、脂肪及钾等矿物质，能够有效调节机体代谢、通利小便、消除水肿，是糖尿病患者适宜食用的菜。

3.预防记忆力减退

茼蒿中富含维生素、胡萝卜素，这些营养物质具有养心安神、稳定情绪的作用，可以预防老年痴呆症所引起的记忆力减退等症状。

这样吃

1 凉拌茼蒿

选新鲜茼蒿300克，芝麻油、盐、醋适量。先将茼蒿洗净，切成小段，放在沸水中焯烫一下。断生即捞出，沥干水后，加入调料拌好即可食用。这道菜具有强健脾胃，帮助消化的功效。

2 茼蒿炒猪心

茼蒿250克，猪心150克，葱花适量。将茼蒿洗净切段，猪心洗净切片，锅中放油烧热，放葱花煸香，投入心片煸炒至水干，加入精盐、料酒、白糖，煸炒至熟，加入茼蒿继续煸炒至心片熟，茼蒿入味，出锅即可。这道菜具有开胃健脾，降压补脑的功效，适用于心悸。

3 茼蒿汤汁

选新鲜茼蒿500克，火腿肉、干香菇各100克，其他调料适量。先把鲜茼蒿洗净，切成小段，放入料理机中打碎，取出备用。干香菇泡发，与火腿一起剁成小丁。锅内放入清水，旺火煮沸，放入火腿和香菇丁，小火煮5分钟，放入茼蒿，加盐，最后用湿淀粉勾芡即可。这道汤汁具有安神养胃的功效，非常适合经常便秘口臭的人食用。

4 茼蒿蛋白汤

选新鲜茼蒿300克，鸡蛋3只，芝麻油、食盐适量。先把茼蒿洗净剁成丁，鸡蛋打破取出蛋清备用。锅置火上，加入清水，茼蒿丁放入煮沸。快熟时，打入蛋清，然后根据个人口味调入芝麻油和食盐，即可食用。这道汤具有安神止咳的功效，对高血压有一定的防治效果，可以成为高血压患者的辅助食疗方。

挑选保存

在市场上，一般茼蒿被捆成小捆出售，购买时要注意，如果茼蒿的叶子有些泛黄，表明不太新鲜了，最好别买。购买时最好够一顿吃即可，假如买多了，用报纸包裹好，放在冷藏室内，但3天左右就要吃掉，时间太长会腐烂变质。

饮食宜忌

茼蒿对慢性肠胃病和习惯性便秘有一定的食疗作用，是儿童和贫血患者的必食佳品。但是茼蒿气浊、上火，一次忌食过量。茼蒿辛香滑利，胃虚泄泻者不宜多食。

小贴士：

茼蒿有促进蛋白质代谢的作用，有助于脂肪的分解。火锅中加入茼蒿，可促进鱼或肉类蛋白质的代谢，对营养的摄取有益。如果选择烹炒的方式，最好急火快炒，这样有利于营养素的保持，当然，凉拌或入汤更好。

食疗降压药——芹菜

芹菜自古至今都是人们喜爱的蔬菜，《吕氏春秋》中有“菜之美者，有云梦之芹”的记载，唐代高适有“尚有献芹心，无因见明主”的名句。从这些记载中可以看出，我国早就开始种植和食用芹菜。但芹菜的原产地并不在我国，而是在地中海沿岸及瑞典等地。

认识芹菜

芹菜又名香芹、药芹、旱芹、胡芹。根据外形和内质的差别，芹菜主要分为旱芹、水芹和洋芹三种。它们之间的差别是：旱芹与水芹的营养素含量大体相同，但水芹所含的铁和维生素C稍稍高于旱芹，旱芹中磷的含量却比水芹高。洋芹就是我们常说的西芹，它的钙和磷含量比旱芹多，但含铁量稍少些。

话说营养

热量（千卡）	三大营养			胆固醇（毫克）	膳食纤维（克）	矿物质								
	蛋白质（克）	脂肪（克）	碳水化合物（克）			钙（毫克）	铁（毫克）	磷（毫克）	钾（毫克）	钠（毫克）	铜（毫克）	镁（毫克）	锌（毫克）	硒（微克）
13	0.8	0.1	2.5	0	1.4	48	0.8	0.03	154	73.8	0.09	10	0.46	0

维生素						
维生素A(微克)	维生素B_1（毫克）	维生素B_2（毫克）	维生素B_6（毫克）	维生素B_{12}（毫克）	维生素C（毫克）	维生素D（毫克）
8	0.01	0.08	80	0	12	0
维生素E（微克）	生物素（微克）	维生素K（微克）	维生素P（微克）	胡萝卜素（微克）	叶酸（微克）	泛酸（毫克）
2.21	0	10	0	50	29	0.26

1.开胃，增加食欲

芹菜的叶和茎均含有一种挥发性物质，我们平常所闻到芹菜上的香气即来于此，这种芳香能够起到开胃的功效，让胃口不太好的人增加食欲。

2.有助于避孕

芹菜可以促进人的性兴奋，据说在古希腊，僧侣禁食芹菜。在一项研究中发现，男性多吃芹菜，精子数量会减少，因此对避孕有很大帮助，但需要注意的是，如果正准备怀孕的家庭，要尽量少吃芹菜。

3.有效补铁

芹菜中微量元素丰富，尤其是铁的含量很高，因此是一种非常好的补血菜，贫血患者可常吃。

4.帮助减肥

芹菜中的膳食纤维含量尤为丰富，既能够刺激肠胃蠕动，预防便秘，又对预防肥胖很有帮助。

5.防治痛风，帮助降低血糖

中老年人经常吃芹菜，能够中和尿酸及体内的酸性物质，对防治痛风有很好的效果。此外，芹菜汁还有降低血糖的作用，是糖尿病患者的保健食品。

这样吃

1 芹菜粳米粥

取芹菜100克，粳米100克，花生油、食盐适量。先把芹菜去根洗净，切成碎末，锅置火上，倒入花生油烧热，放入葱花爆香，把芹菜末倒入翻炒几下，加入适量水，粳米洗好放入锅中，同煮成粥，熟时加入食盐调味即可。此粥有清热利水的功效，适合高血压和水肿患者食用。

2 凉拌芹菜

取新鲜芹菜梗300克，水发海带800克，水发黑木耳60克，酱油、麻油、精盐、白糖、味精各适量。先将海带与黑木耳洗净切成丝，并在沸水中焯熟。芹菜梗洗净，切成小段，也放入沸水中焯烫，断生后捞出沥干水分备用。把海带丝、黑木耳丝、芹菜加入适量调味品拌匀，即可食用。这道凉菜具有降压的功效，高血压患者可将其作为辅助食疗方常食。

挑选保存

一般市售的芹菜很容易辨别新鲜程度，叶柄新鲜、清洁，杆上的肉厚致密且菜心结构完好，枝杈都比较脆嫩的就是新鲜的芹菜。

芹菜如果储存好，新鲜度能保持较长时间。保存芹菜时，为了避免水分散发，要用保鲜膜把茎叶都包裹好，芹菜根朝下放在水盆中，这样一周都可以保证新鲜不蔫。冬天时，也可以把包裹好的芹菜放在白菜堆中保存，一般也可以保存一周以上。如果是已经去叶择好的，就用保鲜膜包裹好，放在冷藏室中，但最好3天内食用完毕。

饮食宜忌

芹菜不宜和鱿鱼一起食用，芹菜中含有硝酸盐，鱿鱼中含有胺类物质，两者一起食用，易产生致癌物硝酸铵，长期这样食用，会增加致癌几率。

芹菜有降血压的作用，因此血压偏低者慎食。

小贴士：

经研究发现，芹菜叶中有10个项目的营养成分含量超过茎。其中，芹菜叶中的胡萝卜素、维生素C、维生素B_1、蛋白质、钙的含量均超过茎的营养素含量。此外，芹菜的平肝降压功效，主要是因为芹菜中含酸性的降压成分。

平民餐桌上的高档保健菜——芥蓝

苏轼的《老饕赋》中写道：“芥蓝如菌蕈，脆美牙颊响。”这句诗形容芥蓝有香蕈的鲜美味道。

认识芥蓝

芥蓝又叫芥蓝菜，主要产于广东、广西、福建等南方地区。现在北方也有种植。原产地在我国，是我国特产的一种蔬菜。芥蓝喜欢潮湿温暖的环境，它的花薹和叶片都适宜食用。

话说营养

热量（千卡）	三大营养			胆固醇（毫克）	膳食纤维（克）	矿物质								
	蛋白质（克）	脂肪（克）	碳水化合物（克）			钙（毫克）	铁（毫克）	磷（毫克）	钾（毫克）	钠（毫克）	铜（毫克）	镁（毫克）	锌（毫克）	硒（微克）
19	2.8	0.4	2.6	—	1.6	128	2	50	104	50.5	0.11	18	1.3	0.88

维生素						
维生素A (微克)	维生素B_1（毫克）	维生素B_2（毫克）	维生素B_6（毫克）	维生素B_{12}（毫克）	维生素C（毫克）	维生素D（毫克）
575	0.04	0.09	0	0	18	0
维生素E（微克）	生物素（微克）	维生素K（微克）	维生素P（微克）	胡萝卜素（微克）	叶酸（微克）	泛酸（毫克）
0.96	0	26	0	3.45	0	0

1.促进胃肠蠕动，帮助消化

芥蓝中含有有机碱，使它带有一定的苦味，能刺激人的味觉神经，可增进食欲，加快胃肠蠕动，帮助消化。

2.消暑解热，预防心脏病

芥蓝中有一种独特的苦味成分叫金鸡纳霜，能抑制过度兴奋的体温中枢，起到消暑解热的作用。此外，芥蓝还含有大量的膳食纤维，能防止便秘，降低胆固醇，软化血管，预防心脏病。

3.缓解牙龈消肿

芥蓝对肠胃热重、熬夜失眠、虚火上升，或因缺乏维生素C而引起的牙龈肿痛出血，很有帮助。

4.润肠去火

芥蓝含有丰富的维生素A、C、钙、蛋白质、脂肪和植物糖类，可润肠去火，下虚火。

5.解毒利咽，化痰平喘

芥蓝味甘、辛，性凉，能够解毒利咽，顺气化痰平喘；对治疗风热感冒，咽喉痛，气喘有辅助作用，并能预防白喉。

这样吃

1 清炒芥蓝

选新鲜芥蓝300克，大蒜50克，花生油、食盐适量。先将芥蓝放到沸水中焯烫一下，大蒜去皮洗净切片，锅置火上，倒入花生油，七成热时放蒜片爆香，然后放入芥蓝翻炒，将熟时加入食盐即可。这道菜具有防暑的功效，非常适合夏天食用。此外，便秘和高血脂患者也可常食。

2 芥蓝牛肉

牛肉500克，新鲜芥蓝500克，胡萝卜100克，花生油、酱油、淀粉、葱、蒜、姜、食盐、砂糖各适量。先把牛肉切成薄片，加入酱油、湿淀粉和适量花生油拌匀，腌半小时左右。把芥蓝洗净切成段备用。葱、姜、蒜切碎备用，胡萝卜切成薄片备用。锅置火上，倒入适量花生油烧热，五成热时，放入牛肉，滑散翻炒，牛肉七成熟时盛出。刷锅重新倒入适量花生油，七成热时放入葱、姜、蒜末爆香，加入芥蓝和胡萝卜片，翻炒，再将牛肉倒入，并加入其他调料，最后用湿淀粉勾芡即可出锅。这道菜色泽鲜亮，口味极佳，非常适合用作开胃佳肴，具有补虚养身和健脾开胃的功效，老幼妇孺皆可食用。

3 虾米芥蓝

芥蓝300克，干虾米80克，花生油、食盐适量。先把芥蓝择洗干净，切成段。干虾用清水泡发。锅置火上，放入花生油，七成热时放入芥蓝翻炒，将熟时加入虾米，最后依据口味调入适量食盐即可出锅。这道菜清淡可口，干虾米有咸味，因此要少放盐或不放。

挑选保存

挑选芥蓝时，要选鲜嫩的，顶带花苞、实心、茎表皮比较薄、薹叶少而狭长的是上品。如果芥蓝的花朵已经开放了，说明不再鲜嫩，开始变老，最好不要选，虽然营养上无异，但口感不好。

芥蓝要现买现吃，如需保存，放在报纸中包裹后，放冷藏室中，一周内必须食用完。

饮食宜忌

男性尽量少吃芥蓝，因为芥蓝含有纤维素、糖类等，味甘，性辛，除有利水化痰、解毒祛风作用外，还有耗人真气的副作用。久食芥蓝，可抑制性激素的分泌。

小贴士：

芥蓝常在西餐中作为装饰，来为牛排、虾等做配菜。一般用量非常少，浅尝辄止。但在中餐里，一般都是用爆炒的。在爆炒之前，需要提醒你注意一点，芥蓝不能草率的直接下油锅炒，而是要用开水焯一下，这样既能保持翠绿的外观，口感又好，还能有效去除芥蓝的苦味。

餐桌上的大众菜——小白菜

小白菜，是白菜中的一种，是人们经常食用的蔬菜。小白菜是绿叶蔬菜中含矿物质和维生素较丰富的一种菜。小白菜中含钙量差不多是大白菜的2倍，所含维生素C约为大白菜的3倍，含有胡萝卜素是大白菜的74倍，由于小白菜所含的碳水化合物略低于大白菜，故在食用时有一种滑、涩的感觉。

认识小白菜

小白菜的学名是不结球白菜，是大白菜的变种。市面上一年四季都有售卖，小白菜营养素含量非常丰富，而且口感颇佳，食用方法多样，是餐桌上的保健菜之一。

话说营养

热量（千卡）	三大营养			胆固醇（毫克）	膳食纤维（克）	矿物质								
	蛋白质（克）	脂肪（克）	碳水化合物（克）			钙（毫克）	铁（毫克）	磷（毫克）	钾（毫克）	钠（毫克）	铜（毫克）	镁（毫克）	锌（毫克）	硒（微克）
15	1.5	0.3	1.6	0	1.1	90	1.9	36	178	73.5	80	18	0.51	1.17

维生素						
维生素A(微克)	维生素B_1(毫克)	维生素B_2(毫克)	维生素B_6(毫克)	维生素B_{12}(毫克)	维生素C(毫克)	维生素D(毫克)
280	20	90	0.12	0	28	0
维生素E(微克)	生物素(微克)	维生素K(微克)	维生素P(微克)	胡萝卜素(微克)	叶酸(微克)	泛酸(毫克)
0.7	0	110	0	1.68	110	0.32

1.有清热解毒的功效

小白菜性温，味甘；有清热除烦、行气祛瘀、通利胃肠的功效。

2.加速人体新陈代谢

小白菜中含有丰富的矿物质能够促进人体骨骼的发育，增强机体的造血功能和加速人体的新陈代谢，其含有的胡萝卜素、烟酸等营养成分，是维持生命活动的重要物质。

3.缓解精神紧张

小白菜可以缓解精神紧张，多吃小白菜有助心态的平静。

4.有助消退风疹

多吃小白菜能帮助消退风疹、荨麻疹。

5.提供营养，强身健体

小白菜为含维生素和矿物质最丰富的蔬菜之一，为保证身体的生理需要提供物质条件，有助于增强机体免疫能力。

6.防癌抗癌

小白菜富含抗过敏的维生素A、维生素C、维生素B族、钾、硒等，其中所含的维生素C，在体内形成一种“透明质酸抑制物”，这种物质具有抗癌作用，可使癌细胞丧失活力。此外，小白菜中含有的粗纤维可促进大肠蠕动，增加大肠内毒素的排出，达到防癌抗癌的目的。

这样吃

1 小白菜炖豆腐

小白菜500克，豆腐300克，大蒜、淀粉、酱油、白酒、盐、白砂糖、味精、植物油各适量，先把小白菜洗干净，切成小段，再将叶及梗分开；

豆腐稍冲洗后，切成小块；锅中倒入植物油烧热，放入蒜末爆香；放入小白菜梗炒匀，再放入所有的调味料和豆腐一同煮开，然后用小火炖；等汤汁烧的差不多时，放入菜叶，湿淀粉勾芡即成。

2 小白菜丸子汤

猪肉馅300克，小白菜500克，干粉丝150克，植物油、香油、盐、淀粉、黄酒、胡椒、味精各适量，猪肉馅加入各种调味料适量拌匀，搅打一下挤成肉丸；小白菜洗净切成粗丝，粉丝用热水泡软，再用冷水冲凉待用；先将肉丸放在汤锅中稍煮几分钟，然后将小白菜放入锅中，最后放入粉丝，肉丸差不多十多分钟即成，此时灭火，汤中淋上芝麻油即可。

挑选保存

新鲜的小白菜颜色脆嫩，没有黄叶，植株大小均匀。小白菜易于储藏，但需要注意的是，不可以沾水后储藏。如果是洗后吃不完的，最好先将菜叶上的水分晾干之后，再放入冷藏室。

饮食宜忌

小白菜的吃法较多，用菜心与香菇、蘑菇、笋合炒，美称“植物四宝”。小白菜也可清炒、煮汤等，用小白菜做出的汤，既解渴又减肥。用小白菜制作菜肴，时间不宜过长，以免营养流失。脾胃虚寒、大便溏稀者，不宜多食小白菜。

小贴士：

小白菜的挑选主要看是否有虫眼，虫眼过多而看不见虫子或有虫子的小白菜最好不要购买。

厨房中的美容剂——黄瓜

胡瓜更名为黄瓜，始于后赵。后赵王朝的建立者石勒，本是入塞的羯族人，他在襄国登基做皇帝，可他登基做了皇帝后对很多百姓称自己的民族为胡人大为恼火。于是石勒制定了一条法令：无论说话写文章，一律严禁出现“胡”字，违者问斩不赦。

有一天，石勒在单于庭召见地方官员，当他看到襄国郡守樊坦穿着打了补丁的破衣服来见他时，很不满意。他劈头就问：“樊坦，你为何衣冠不整就来朝见？”樊坦慌乱之中不知如何回答是好，随口答道：“这都怪胡人没道义，把衣物都抢掠去了，害得我只好褴褛来朝。”他刚说完就吓出了一身冷汗，他意识到自己犯了禁，急忙叩头请罪；石勒原本十分愤怒，但是见他知罪，也就不再指责。等到召见后例行“御赐午膳”时，石勒又指着一盘胡瓜问樊坦：“卿知此物何名？”樊坦看出这是石勒故意在考问自己，所以快速思考如何能完美的回答皇上的问题，很快就想到了对答的方法，便恭恭敬敬地回答道：“紫案佳肴，银杯绿茶，金樽甘露，玉盘黄瓜。”石勒听后，满意地笑了，他既为大臣的聪明才智而开心，更为自己族人的食物新的名称而开心。

自此以后，胡瓜就被称做黄瓜，在朝野之中传开了。到了唐朝时，黄瓜已成为南北方常见的蔬菜。

认识黄瓜

黄瓜又名胡瓜、刺瓜、菜瓜等。我国种植黄瓜的历史比较悠久，黄河流域早在2000年前就开始栽种。黄瓜因其清脆的口感、甘甜解渴的特点，广受大众喜爱。黄瓜更具有清洁皮肤、祛斑抗皱、护肤抗衰等功效，被称为“厨房中的美容剂”。而且，黄瓜的食用方法颇多，既可以当作水果生吃，还能做凉拌菜、热炒、腌渍等，可以说是一种四季佳蔬。

话说营养

热量（千卡）	三大营养			胆固醇（毫克）	膳食纤维（克）	矿物质								
	蛋白质（克）	脂肪（克）	碳水化合物（克）			钙（毫克）	铁（毫克）	磷（毫克）	钾（毫克）	钠（毫克）	铜（毫克）	镁（毫克）	锌（毫克）	硒（微克）
15	0.8	0.2	2.4	0	0.5	24	0.5	24	102	4.9	50	15	0.18	0.38

维生素						
维生素A(微克)	维生素B_1（毫克）	维生素B_2（毫克）	维生素B_6（毫克）	维生素B_{12}（毫克）	维生素C（毫克）	维生素D（毫克）
15	0.02	0.03	50	0	9	0
维生素E（微克）	生物素（微克）	维生素K（微克）	维生素P（微克）	胡萝卜素（微克）	叶酸（微克）	泛酸（毫克）
0.46	0	34	0	90	25	0.2

1.防癌抗癌

新鲜黄瓜，尤其是在根部，有大量的苦味素，它有明显的抗癌作用。

2.降血糖

新鲜的黄瓜中含有丙醇二酸（一种化合物，可减少人体内脂肪堆积），能有效地降低血液中的血糖含量，并可抑制糖类物质转化为脂肪。对糖尿病患者来说，黄瓜是绝佳的食疗蔬菜。

3.美容瘦身

黄瓜中饱含水分和大量的维生素，可预防唇炎及口角炎，更可有效地对抗皮肤老化，减少皱纹的产生，使皮肤水嫩、亮白。黄瓜中的热量非常低，但纤维丰富，可促进肠道蠕动，加速废物排泄，改善人体新陈代谢功能。

4.利水消肿

据记载，黄瓜有清热、解渴、利水、消肿的功效。

这样吃

1 凉拌三丝

黄瓜2根，猪肉100克，鸡蛋2个，白糖、麻油、辣酱油、精盐、味精各适量。将黄瓜洗净切成细丝，放碗内，加精盐拌匀后腌30分钟。将鸡蛋洗净，放入锅中煮熟，出锅放凉水中冲凉，剥去蛋壳，把蛋白和蛋黄分离，取蛋白，切成细丝。再将猪肉洗净，放锅中煮熟，捞出晾凉后切成丝，把蛋白丝和猪肉丝都放入黄瓜丝中，依个人口味添加调料，拌匀后即可食用。

2 紫菜黄瓜汤

紫菜30克，黄瓜150克，海米15克，精盐、酱油、香油各适量。将紫菜、黄瓜洗净，都切成菱形片状待用；锅内加入适量的水，烧开，放入黄瓜片、海米，随后再放入精盐、酱油，下入紫菜，淋上香油，撒入精盐调味即可。

挑选保存

调选黄瓜，要以瓜形直、质地稍硬、色泽光亮、外表有荆棘状突起的为好，有些人选黄瓜的秘笈是顶花带刺，这也是新鲜程度的一种体现。黄瓜易失水，最好不要久存于冰箱中，要现吃现买。

饮食宜忌

很多人喜欢生吃黄瓜，因为脆嫩可口，有股清香味。但建议你在两餐之间生吃黄瓜，因为黄瓜中含有抗坏血酸氧化酶（一种对身体有益的化合物，能延缓衰老，这种化合物中含有铜，铜对维生素C有破坏作用），生吃时会破坏维生素C，在两餐之间吃，其他食物中的维生素C已经被身体吸收，抗坏血酸氧化酶起不到破坏作用。此外，市售的多数黄瓜都会喷洒农药，建议生吃前做彻底清洗。

黄瓜不宜加碱或高温煮食，也不宜弃汁制馅食用，肝病、心血管病、肠胃病以及高血压患者不宜食用腌黄瓜。

小贴士：

黄瓜跟花生放在一起做成小菜，这是我们常能吃到的。但这种搭配却不是合理的。因为黄瓜性味甘寒，而花生多油脂。一般来说，性寒的食物碰到油脂，会增加滑利之性，导致腹泻，因此这两样食材最好别放在一起吃。

蔬菜中的起阳草——韭菜

据民间流传，西汉末年，王莽篡位，杀了汉平帝。当时汉平帝有一年约16岁的儿子叫刘秀，王莽为斩草除根，决心杀掉刘秀。危急时刻，在一个忠臣的帮助下，刘秀连夜逃出京城长安，隐名埋姓，受尽风霜饥寒，辗转潜逃到安徽亳州一带，求贤访士，积蓄力量，准备起兵讨伐王莽。

后来，在一次王、刘大战中，刘秀兵败，军队溃散，官兵死伤大半，纷纷四处逃亡。逃跑中的刘秀慌不择路，只顾策马狂奔，跑了一天一夜，来到一处村寨即亳州泥店村。他饥渴难耐，寸步难行，便爬向一家茅庵，伸手叩门，说明来意。茅庵主人夏老汉闻声相迎，见刘秀银盔银甲，相貌堂堂，觉得此人非同一般，就把刘秀扶进庵中，可因家中贫穷，少饭无菜，夏老汉便到庵外割野菜烹调让刘秀充饥。饥不择食的刘秀一连吃了三碗野菜，方缓过神来，便问老汉这么好吃的菜是什么菜，夏老汉如实回答，刘秀便说既然是无名野菜，今天它救了我的命，就叫它“救菜”吧。

后来，刘秀最终打败敌人，恢复汉室江山登基称帝，忽想起泥店老汉烹饪救菜救自己一命之事，便命人前去赏赐老汉并采割救菜给自己吃，还命御厨煎炸烹炒，觉得味道更加可口，于是更加爱吃，因觉“救菜”的“救”作为菜名不合适，又因“救菜”是一种草本植物，便专门为“救菜”的“救”造一个字“韮”，于是救菜就更名为“韮菜”（“韮”被后人简化为“韭”），韭菜由此而来。

认识韭菜

韭菜，别称长生韭、扁菜等。在我国已经有3000多年的栽培历史，备受人们喜爱。韭菜质地柔嫩，味道辛香，营养价值较高，富含多种维生素及矿物质。韭菜除了一般蔬菜常见的保健功效外，还有温补肝肾、助阳固精的效果，有“起阳草”之称，男子尤适宜食用。

话说营养

热量（千卡）	三大营养			胆固醇（毫克）	膳食纤维（克）	矿物质								
	蛋白质（克）	脂肪（克）	碳水化合物（克）			钙（毫克）	铁（毫克）	磷（毫克）	钾（毫克）	钠（毫克）	铜（毫克）	镁（毫克）	锌（毫克）	硒（微克）
16	2.4	0.4	3.2	0	1.4	42	2.0	38	247	8.1	0.08	25	0.31	1.38

维生素						
维生素A (微克)	维生素B_1（毫克）	维生素B_2（毫克）	维生素B_6（毫克）	维生素B_{12}（毫克）	维生素C（毫克）	维生素D（毫克）
1332	0.02	0.09	0.16	0	24	0
维生素E（微克）	生物素（微克）	维生素K（微克）	维生素P（微克）	胡萝卜素（微克）	叶酸（微克）	泛酸（毫克）
0.96	0	180	0	7.99	0	0.6

1.促进胃肠蠕动

韭菜中含有较多的粗纤维，能促进胃肠蠕动，可以有效地预防便秘和肠癌。韭菜中的纤维还可以把消化道中不慎食入的头发、沙粒、金属屑等包裹起来，随大便排出体外，因此又有“洗肠草”的美称。

2.降低血脂

韭菜中含有挥发性精油及含硫化合物，具有促进食欲和降低血脂的作用，同时对高血压、冠心病、高血脂等也有一定疗效，其含硫化合物还具有一定的杀菌消炎作用。

3.抑制癌细胞生长转移

韭菜中所含的挥发性酶能激活巨噬细胞，抑制癌细胞生长转移。

4.保护视力，改善肤质

韭菜中含有的维生素A可以维持视紫质的正常功能，能够保护视力。同时，维生素A还可以改善粗糙的肤质。

这样吃

1 韭菜炒羊肝

选新鲜韭菜150克，羊肝200克，花生油、精盐、味精各适量。先将韭菜洗净切段，羊肝切片，把羊肝放入沸水中焯一下，捞出沥水。锅置火上，加入花生油，七成热时放入葱花爆香，然后放入羊肝，炒至羊肝将要熟时，放入韭菜翻炒片刻，最后加精盐、味精调味，炒匀即成。

2 韭菜炒青虾

鲜活的大青虾200克，韭菜100克，植物油、精盐、味精各适量。先将大青虾洗净，韭菜洗净切段。锅置火上，放入适量植物油，烧七成热，放葱花爆香，下青虾煸炒，将熟时加入韭菜翻炒。最后调入精盐、味精等，盛盘即可食用。

3 韭菜盒子

韭菜300克，木耳和粉丝适量，面粉300克，虾皮50克，鸡蛋2个，精盐、白胡椒粉适量，五香豆腐干3片。将面粉、水拌揉成面团，再加入少许水揉实，放30分钟备用。粉丝用冷水泡软、切细，豆腐干切碎，木耳切末，鸡蛋加少许精盐打成蛋汁后煎成蛋皮切碎。将虾皮用油爆香，与蛋皮、粉丝、韭菜末一起拌匀成馅料，并用精盐、胡椒粉调味。把面团分小块，擀成薄的圆面皮，用一张面皮作底，铺好馅料，再放一张面皮做面，四周捏紧。将平底锅烧热，加适量的油，把包好的韭菜盒平放，来回翻动，熟后即可盛出。

挑选保存

选购韭菜时，叶片深绿而有光泽，没有烂叶、黄叶、干尖的比较好。如果韭菜心中已经抽花苔，说明老了，不宜选。一般刚割下来的新鲜韭菜切口平齐，根部水润，如果根部发干，说明不新鲜了。

韭菜最好买一顿够吃即可，因为韭菜很容易腐烂，不易保存。如果剩下了，用报纸包起来，放在阴凉通风处，建议三天内吃完。

饮食宜忌

春韭品质最佳，晚秋的稍次，夏季的最差，因此我国民间有“春食则香，夏食则臭”的说法。韭菜不可与牛肉同食，否则会令人发热动火；韭菜不可与蜂蜜同食，易引起心痛；韭菜同酒一起食用会引起胃肠疾病；隔夜的熟韭菜不能吃。

菜中王子——卷心菜

卷心菜有“不死菜”之称，《本草纲目》中记载：“甘蓝（卷心菜），煮食甘美，其根经冬不死，春亦有英，生命力旺盛。”

认识卷心菜

卷心菜，别称包心菜、圆白菜。西方人用卷心菜治病的偏方，就像咱们中国人用萝卜一样，因此他们把卷心菜称为“菜中王子”，益于健康的“长寿菜”。在世界卫生组织推荐的最佳食物中，卷心菜位居第三名。

话说营养

热量（千卡）	三大营养			胆固醇（毫克）	膳食纤维（克）	矿物质								
	蛋白质（克）	脂肪（克）	碳水化合物（克）			钙（毫克）	铁（毫克）	磷（毫克）	钾（毫克）	钠（毫克）	铜（毫克）	镁（毫克）	锌（毫克）	硒（微克）
—	1.5	0.2	4.6	—	1	49	0.6	26	124	27.2	0.04	12	0.25	0.96

维生素						
维生素A(微克)	维生素B_1（毫克）	维生素B_2（毫克）	维生素B_6（毫克）	维生素B_{12}（毫克）	维生素C（毫克）	维生素D（毫克）
12	0.03	0.03	0	0	40	0
维生素E（微克）	生物素（微克）	维生素K（微克）	维生素P（微克）	胡萝卜素（微克）	叶酸（微克）	泛酸（毫克）
0.5	0	0	0	0.07	100	0

1.营养丰富

有研究证实，卷心菜的营养价值比大白菜要高很多，其中维生素C的含量是大白菜的一倍还要多。此外，卷心菜还含有丰富的叶酸，我们都知道叶酸在胎儿的生长发育中起着极其重要的作用，因此孕妇要多食卷心菜。而且，卷心菜中维生素A含量比西红柿多3倍，钙比黄瓜多4倍，维生素U在绿色蔬菜中居首位，维生素P的含量在蔬菜中名列前茅，因此多吃卷心菜能够美容护肤，非常适宜女性。

2.预防口腔溃疡

口腔溃疡是一种维生素缺乏症，卷心菜维生素含量丰富，能够预防口腔溃疡，而且，卷心菜中含有某种“溃疡愈合因子”，对溃疡有着很好的治疗作用，能加速创面愈合，是胃溃疡患者的最佳食品。

3.提高人体免疫力

在WTO推荐的抗癌蔬菜中，卷心菜排列第五，如果你想提高身体免疫力，从而避免癌细胞侵扰，建议多吃卷心菜。

4.防治高血压

卷心菜中含有丰富的微量元素，其中钾、钠的含量显著高于一般蔬菜，这两种元素能阻止人体内液体的滞留，对高血压患者极为有利。

这样吃

1 海米卷心菜

选卷心菜200克，海米25克，植物油、精盐适量。先将卷心菜洗净，切成片；海米用温水泡开，锅置火上，倒入适量植物油，七成热时放葱花爆香，放入卷心菜煸炒，将熟时放入海米、调入适量盐即可出锅。

2 卷心菜拌三丝

选苹果1个，粉丝50克，黄瓜1根，卷心菜半个，精盐、白糖、白醋适量。先将苹果去皮，切成细条，黄瓜洗净切成丝，卷心菜洗净切丝。用沸水把粉丝焯烫一下，然后放入凉开水中过凉备用。取一个小碗，放入白糖、盐和白醋调成汁。把苹果丝、黄瓜丝、卷心菜丝放入盘中，加入调好的汁拌匀，即可食用。

挑选保存

卷心菜叶球坚实的为佳，松散的表示包心不紧，一般尖顶的卷心菜肉质细糯，口味佳。

卷心菜很容易保存，冷藏更好，放在冷藏室内储存一周后，维生素C含量更高。但室温下叶子发黄变烂不宜再食用。

饮食宜忌

孕妇、贫血患者、消化道溃疡患者可适当多食，卷心菜也是糖尿病和肥胖者的理想食物。但皮肤瘙痒性疾病、眼部充血患者忌食，肺胃发炎者不宜食用。生食卷心菜能抗甲状腺肿大，加热后作用消失，故调治甲状腺功能亢进时要以鲜菜凉拌食用。

君子菜——苦瓜

历史上吃苦瓜最有名的人物是明末清初的画家石涛，他的别号叫“苦瓜和尚”，可见其对苦瓜的热爱程度。据说石涛餐餐都会食苦瓜，就连作画的案头都会放几个苦瓜，方便闲时吃两口，苦瓜可以说是石涛的主要零食。

认识苦瓜

苦瓜原产于印度尼西亚，明朝时传入我国，几乎全国各地都有栽培。苦瓜被称为君子菜，之所以这样说，是因为苦瓜虽然自身味道苦，如果与其他食物一起烹炒时，不会把苦味传到其他食物上。虽然现在一年四季都可吃到苦瓜，但夏季的品质最好。

话说营养

热量（千卡）	三大营养			胆固醇（毫克）	膳食纤维（克）	矿物质								
	蛋白质（克）	脂肪（克）	碳水化合物（克）			钙（毫克）	铁（毫克）	磷（毫克）	钾（毫克）	钠（毫克）	铜（毫克）	镁（毫克）	锌（毫克）	硒（微克）
18	1.2	0.1	3.5	0	1.4	14	0.7	35	256	2.5	0.06	18	0.36	0.36

维生素						
维生素A (微克)	维生素B_1（毫克）	维生素B_2（毫克）	维生素B_6（毫克）	维生素B_{12}（毫克）	维生素C（毫克）	维生素D（毫克）
10	0.03	0.03	60	0	56	0
维生素E（微克）	生物素（微克）	维生素K（微克）	维生素P（微克）	胡萝卜素（微克）	叶酸（微克）	泛酸（毫克）
0.85	0	41	0	60	72	0.37

1.防癌抗癌

苦瓜中含有的蛋白质类物质可以增强免疫细胞吞食癌细胞的能力。同时，苦瓜中含维生素B_{17}，对癌细胞具有较强的杀伤力。所以经常食苦瓜有防癌抗癌功效。

2.美容养颜

苦瓜中维生素C的含量是柑橘的两倍多，经常食用不仅能增强机体免疫力，还可促进皮肤新陈代谢，使皮肤细腻光滑、有弹性。

3.防治糖尿病

苦瓜所含有的苦瓜多肽类物质是一种胰岛素类物质，具有快速降低血糖、调节血脂、提高免疫力等功能，能够预防和改善糖尿病及其并发症。

4.预防脚气病

苦瓜富含维生素B_1，具有预防和治疗脚气病的功效。

5.促进消化

苦瓜中的苦味一部分来自于其所含的有机碱，它不但能刺激人的味觉神经，使人增进食欲，还可以加快胃肠运动，促进消化。

6.消暑解热

苦瓜中含有一种独特的苦味成分——金鸡纳霜，能抑制过度兴奋的体温中枢，起到消暑解热的作用。

这样吃

1 鱼香苦瓜

苦瓜500克，豆瓣酱1汤勺，红辣椒2个，植物油、葱、姜、蒜、芝麻油、酱油、白糖、醋各适量。先将苦瓜洗净去蒂，剖成两半，挖去瓤切成细丝，放入开水锅中焯一下，捞出沥干水备用。红辣椒洗净，去蒂及籽，切成细丝，也放在沸水中焯一下，浸凉备用。炒锅置火上，倒入适量植物油，五成热时，下葱、姜、蒜爆香，再下豆瓣酱煸出红油后加入酱油、白糖、醋炒匀，盛出晾凉制成调味汁，最后把苦瓜丝、辣椒丝放入盘中，淋上调味汁和芝麻油，拌匀即可食用。

2 苦瓜豆腐汤

选苦瓜100克，豆腐300克，植物油、黄酒、酱油、芝麻油、精盐、味精、淀粉各适量。先将苦瓜洗净去皮、籽，切成片；将豆腐洗净切小块。锅置火上，倒入适量植物油，七成热时放入苦瓜片翻炒几下，加入开水、豆腐块，再放入精盐、味精、黄酒、酱油煮沸，熟后用湿淀粉勾薄芡，淋上芝麻油即可食用。

挑选保存

选择苦瓜时主要看果瘤，苦瓜身上一粒一粒的果瘤，是判断苦瓜好坏的标准，颗粒越大越饱满，表示瓜肉越厚，颗粒越小，瓜肉越薄。鲜嫩的苦瓜整身绿色，如果瓜身发黄说明变老，不新鲜了，不宜食用。

新鲜的苦瓜不宜长时间保存，即使用保鲜膜包好放入冰箱冷藏室里，最多也不要超过3天。

饮食宜忌

如果患有疮疖、痱子、目赤、牙痛、咽喉痛、急性痢疾等，可吃苦瓜解毒去火。但孕妇忌食苦瓜，因为苦瓜中的奎宁会刺激子宫收缩，引起流产。此外，苦瓜一次不能吃太多，多吃会影响钙质吸收，每次80–100克左右为宜。

小小的精神维生素——豌豆

豌豆的吃法非常多，在山西大同，百姓用豌豆面稍加白面做豆面“抿圪料”，这是那一带的特色饮食。北京有著名的“豌豆黄”，是皇宫的御膳美食之一。在百姓的餐桌上，豌豆做豆馅、糕点均可，制成的豌豆粉丝也是比较上档次的食物之一。

认识豌豆

豌豆又名青豆、胡豆、荷兰豆。原产地在欧洲和亚洲的部分地区，汉代传至我国，至今已经有几千年的种植历史。豌豆的营养成分不亚于大豆，此外，豌豆中含有丰富的维生素B_1，维生素B_1一旦缺乏会引起焦虑，而常吃豌豆则会避免这一情况发生，因此，豌豆也被叫做“精神的维生素”。

话说营养

热量（千卡）	三大营养			胆固醇（毫克）	膳食纤维（克）	矿物质								
	蛋白质（克）	脂肪（克）	碳水化合物（克）			钙（毫克）	铁（毫克）	磷（毫克）	钾（毫克）	钠（毫克）	铜（毫克）	镁（毫克）	锌（毫克）	硒（微克）
108	23	1.0	54.3	0	6.0	95	5.9	175	610	4.2	1.26	83	2.29	41.8

维生素						
维生素A(微克)	维生素B_1（毫克）	维生素B_2（毫克）	维生素B_6（毫克）	维生素B_{12}（毫克）	维生素C（毫克）	维生素D（毫克）
8	0.29	90	90	0	43	0
维生素E（微克）	生物素（微克）	维生素K（微克）	维生素P（微克）	胡萝卜素（微克）	叶酸（微克）	泛酸（毫克）
1.21	0	33	0	50	53	0.7

1.润泽肌肤

豌豆含有丰富的维生素A原，维生素A原可在体内转化为维生素A，而后者具有润泽皮肤的作用。

2.促进生长发育

豌豆中的蛋白质含量丰富，含有人体所必需的8种氨基酸，易被人体吸收利用，经常食用对人体的生长发育大有益处。

3.抗菌消炎

豌豆中含有一般蔬菜所没有的止杈素、赤霉素A20和植物凝集素等物质，因此具有抗菌消炎、增强机体新陈代谢的功能。

4.预防便秘

豌豆嫩荚和豌豆苗中含有较为丰富的膳食纤维，可以防止便秘，有清肠作用。

5.防癌抗癌

在豌豆荚和豆苗的嫩叶中富含维生素C和一种能分解体内亚硝酸胺的酶，经常食用豌豆苗可以不断地分解体内的亚硝酸胺，起到抗癌、防癌的作用。

豌豆性平、味甘，有和中益气、补肾健脾、通乳消胀的作用。可以治疗霍乱吐痢、糖尿病、脚气等病症。

这样吃

1 豌豆鱼头汤

豌豆、蘑菇、香菜各50克，新鲜鱼头1个、新鲜鱼骨头100克，植物油、料酒、精盐、生姜水、香菜、大葱各适量，冷水适量。先将鱼头和鱼骨头洗干净备用，香菜和大葱剁碎，蘑菇切成小丁。锅置火上，倒入适量植物油，七成热时放入葱末爆香，然后加入鱼头和鱼骨头翻炒，片刻后放入适量清水，再加入料酒、食盐等，等锅中水沸后，把豌豆、蘑菇丁放入汤中，小火熬至豌豆变软，撒入香菜末即可食用。

2 豌豆鸡丝

鸡胸肉200克，豌豆300克，植物油、鸡蛋、料酒、精盐、味精、白糖、水淀粉、清水各适量。先将鸡胸肉切成丝，把鸡蛋打破取出蛋清，把蛋清放入盛鸡丝的碗中，加入淀粉拌匀。把豌豆放在沸水中焯烫一下，熟后捞出备用。炒锅置火上，倒入适量植物油，五成热时放入鸡丝，翻炒几下后，加入清水适量，加料酒、盐、糖、味精，开锅后用水淀粉勾芡，盛出即可食用。

挑选保存

挑选豌豆时，要以颜色鲜绿，果实均匀、饱满，表皮没有霉斑的为佳。保存时，放在室内阴凉、通风、干燥处即可。

饮食宜忌

如果把豌豆配肉蛋类一起食用，会提升豌豆的营养价值。但烹食豌豆时不要加碱，容易破坏豌豆中的维生素。此外，豌豆不宜一次吃太多，因其性味甘缓壅滞，多食可壅遏气机，出现腹满胀气等不适的症状，正处于消化不良的患者也不适宜吃豌豆。

水果之王——猕猴桃

话说明朝前期，清清的率水河畔有一个美丽村落，叫石田村。该村有一个破窑，窑内住着一位老人，常年以行乞为生。老人心地善良，有一颗菩萨心肠。老人常年独居，也没个人聊天说话。一日，老人在山间行走，忽然发现一只奄奄一息受了伤的猴子，老人觉得猴子非常可怜。于是便将其抱回窑内，并采来草药敷其伤口处，日复一日，老人对病了的猴子照顾的无微不至，几十天过后原本快要病死的猴子竟然起死回生了。时间长了，猴子和老人就像亲人一般相处。猴子也日夜陪伴老人，忠心耿耿，从来没有离开老人一步。这让老人余生增添了几分慰藉，人们皆称此猴为“义猴”。

一年冬天，风云突变，骤然降温，北风呼啸，暴雪从天而降。老人在饥寒交迫中魂归西天，而这只义猴却依然对老人不离不弃，在老人身边团团乱转，叫声凄惨。村里人同情老人，便集资将老人买棺入殓。坟建好后，义猴日夜端坐坟顶，不吃不喝，日渐消瘦，没多久，也追随老人而去了。村人感动义猴的所作所为，便将猴子埋在老人坟墓旁边，并立一石碑，上书“义猴冢”三字。没曾想，来年春天，“义猴冢”上竟长起嫩绿的藤苗，随后越长越长，盘于坟墓四周。又过了一年，藤上竟然结出了果实，果皮的颜色与猴毛之色相似，又因其是在“义猴冢”上长出的，人们便称为“义猴桃”。这一叫法，便一传十，十传百地叫开了。所以，时至今日，有的百姓仍将“猕猴桃”称之为“义猴桃”。

认识猕猴桃

猕猴桃又名毛桃、杨桃藤、野生猴桃等，原产我国。猕猴桃气味清香扑鼻，果肉翠绿，汁多味美，酸甜爽口。成熟的猕猴桃果实呈卵圆形，外带棕黑色的绒毛。猕猴桃含有丰富的维生素C，是人体每日需要量的两倍多，被誉为“水果之王”。

话说营养

热量（千卡）	三大营养			胆固醇（毫克）	膳食纤维（克）	矿物质								
	蛋白质（克）	脂肪（克）	碳水化合物（克）			钙（毫克）	铁（毫克）	磷（毫克）	钾（毫克）	钠（毫克）	铜（毫克）	镁（毫克）	锌（毫克）	硒（微克）
53	0.8	0.6	14.5	0	2.6	27	1.2	26	144	10	1.87	12	0.57	0.28

维生素						
维生素A (微克)	维生素B_1（毫克）	维生素B_2（毫克）	维生素B_6（毫克）	维生素B_{12}（毫克）	维生素C（毫克）	维生素D（毫克）
22	0.05	0.02	0.12	0	62	0
维生素E（微克）	生物素（微克）	维生素K（微克）	维生素P（微克）	胡萝卜素（微克）	叶酸（微克）	泛酸（毫克）
2.43	33	0	0	35	36	0.29

1.调中理气、解热除烦等功能

中医认为，猕猴桃性寒味甘酸，归肾、胃经，具有调中理气、生津润燥、解热除烦、利尿通淋、和胃降逆的功效。《本草拾遗》曰：“猕猴桃甘酸无毒，可供药用，主治骨节风、瘫痪不遂、中年白发、痔病等。”宋代的《开宝本草》和明代的《本草纲目》也都谈到猕猴桃的医疗功效。

2.防治冠心病

现代医学认为，猕猴桃对高血压、冠心病、动脉粥样硬化、肝硬化等病有防治之效。所以，盛产猕猴桃的湘西一带有俗语称“常吃猕猴桃，浑身不知劳”。

3.防癌抗癌功效

猕猴桃中的有效成分能阻断致癌物亚硝胺在人体内形成，因此具有很好的防癌抗癌功效。猕猴桃除了含有大量维生素C外，还有至少两种以上能阻断致癌物亚硝胺合成的活性成分，因此，对多种胃病和肝病都有非常理想的防治效果。

4.保护肝脏

一项报道显示，给患有重症肝炎的患者使用中西医结合和饮食疗法，平均每天食用80克猕猴桃，200克苹果，400克葡萄。几个月后，患者的病症明显好转，这充分体现了猕猴桃在保护肝脏和提升免疫力方面的强大效果。

5.调节糖代谢

猕猴桃中含有一种叫做肌醇的物质，它对调节糖代谢有很好的效果，肌醇对身体的补充可改善神经传导速度，从而有效防治抑郁症。

6.预防便秘

猕猴桃中含有优良的膳食纤维，能够起到清热降火、润燥通便的作用，可以有效地预防和治疗便秘和痔疮。

7.补充电解质

猕猴桃中含有大量的矿物质，在饮食疗法中被称为天然电解质源。在炎热高温季节，身体出汗过多，补充电解质特别重要。因而猕猴桃饮料常被用来补充因运动而导致的电解质损失。

8.健美养颜

猕猴桃含有丰富的维生素C、E、K等，对减肥健美、美容有独特的功效。猕猴桃中含有丰富的叶酸，能预防胚胎发育的神经管畸型。因此孕期女性要多吃猕猴桃。此外，猕猴桃还含有丰富的叶黄素，叶黄素在视网膜上积累能防止斑点恶化，吃猕猴桃对预防眼疾很有益处。

这样吃

1 猕猴桃西芹汁

猕猴桃1个，西芹1根，菠萝1/4个，蜂蜜15克，凉开水100毫升。将猕猴桃去皮去瓤，切成小块；西芹洗净，切成小段；菠萝切成块。猕猴桃块、西芹块、菠萝块放入榨汁机中，加入凉开水一起榨取汁液。将榨好的蔬果汁倒入杯中，加入蜂蜜搅拌均匀即可。此果汁有健脾养胃、促进食欲、提高记忆力的功效。

挑选保存

挑选猕猴桃时，不要选使用过膨大剂的果实，使用过膨大剂的猕猴桃果身变粗，尖端明显肥大，呈直桶形状，而且果色变绿，味道也不好。此外，选猕猴桃时不要故意挑选软的，即使果身坚硬，买回放置两天很快就能食用，如果着急吃，可以在猕猴桃中放个苹果或香蕉，变软的速度会更快。猕猴桃可放在冷藏室内保存一个月左右。

饮食宜忌

《开宝本草》称猕猴桃：“冷脾胃，动泻辟。”猕猴桃性寒，易伤脾阳而引起腹泻，故不宜多食，脾胃虚寒、大便溏稀者都要慎食。孕妇有先兆流产迹象的要慎食，女性月经过多的要慎食。

猕猴桃不宜与动物肝脏、番茄和黄瓜一起食用，因为这三类食物中都有破坏维生素C的物质，故忌同食。吃猕猴桃时也不要喝牛奶，因为维生素C容易与奶制品中的蛋白质凝结成块，影响消化吸收，还容易产生呕吐、腹胀腹泻等症，因此猕猴桃要与奶制品分开食用。

第二章 提升活力的红色蔬果

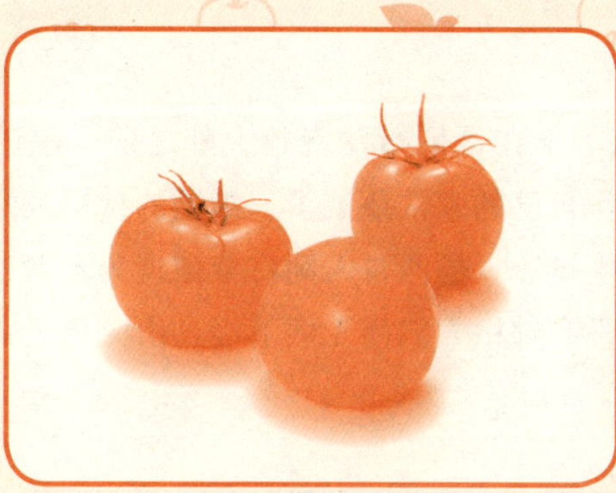

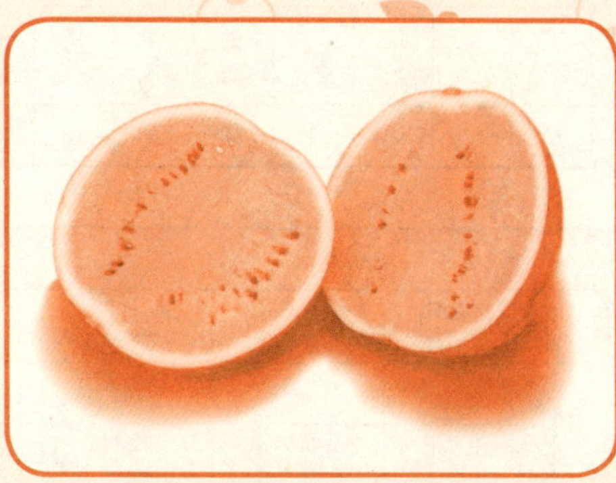

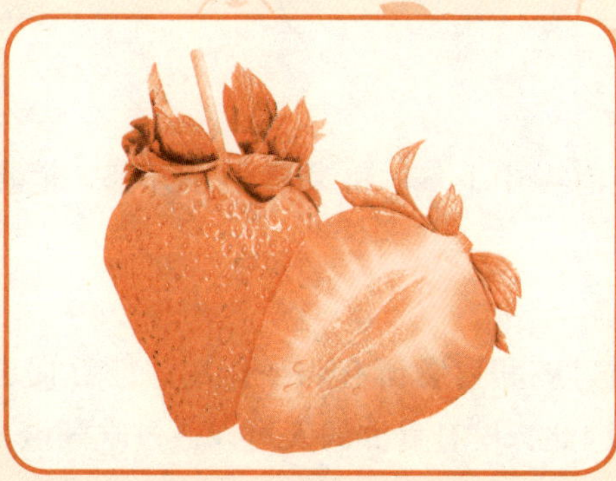

红色牛排——红辣椒

辣椒的品种非常丰富，按辣味程度分为甜辣椒和尖椒两类，现在我们所说的一般指尖椒。据测定，辣椒中维生素C含量在所有蔬菜中位居第一。

认识红辣椒

辣椒又叫尖椒、红辣椒。早在哥伦布发现新大陆之前，墨西哥和美国南部的人们就已经把它当作自己的家常蔬菜了。辣椒的食用范围非常广泛，印度人称辣椒为“红色牛排”，墨西哥人则将辣椒视为国食，而在我国云、贵、川及两湖地区，没有辣椒人们便无法下饭，由此可见对辣椒的喜爱程度。

话说营养

热量（千卡）	三大营养			胆固醇（毫克）	膳食纤维（克）	矿物质								
	蛋白质（克）	脂肪（克）	碳水化合物（克）			钙（毫克）	铁（毫克）	磷（毫克）	钾（毫克）	钠（毫克）	铜（毫克）	镁（毫克）	锌（毫克）	硒（微克）
—	1.3	0.4	0.7	—	3.2	37	1.4	95	222	2.6	0.11	16	0.30	1.9

维生素						
维生素A(微克)	维生素B_1（毫克）	维生素B_2（毫克）	维生素B_6（毫克）	维生素B_{12}（毫克）	维生素C（毫克）	维生素D（毫克）
57	0.03	0.06	1	—	144	—
维生素E（微克）	生物素（微克）	维生素K（微克）	维生素P（微克）	胡萝卜素（微克）	叶酸（微克）	泛酸（毫克）
0.44	—	27	—	0.34	41	3.7

1.消食祛痰

辣椒性热，味辛、苦，有温中下气、散寒除湿、开郁、消食祛痰的作用。

2.改善食欲

辣椒中所含的辣椒素对口腔和胃肠道有刺激作用，能够促进消化液分泌，增加胃肠蠕动功能，因此，没有食欲的人可以通过吃辣椒来改善食欲。此外，辣椒素还能抑制肠道内异常发酵，排除消化道中积存的气体，具有强身健体的功效。

3.促进血液循环

辣椒素具有促进血液循环的作用，可以改善胃冷、冻伤、血管性头痛等症状。

4.延缓衰老

辣椒中有一种特殊的物质，能加速身体内新陈代谢的速度，从而达到燃烧脂肪的效果，有助于减肥。此外，这种物质还能促进荷尔蒙的分泌，起到延缓衰老、美容护肤的功效。因此，辣椒被称为女性的“美容补品”。

5.控制心脏病发作

辣椒中含有丰富的维生素C，可以降低胆固醇，控制心脏病及冠状动脉硬化。此外，辣椒对肠胃中的寄生虫还有一定的抑杀作用。

6.防治慢性病

辣椒中含有较多抗氧化物质，可预防癌症及其他慢性疾病，同时还可以使呼吸道畅通，适用于咳嗽、感冒等症状。

这样吃

1 尖椒冬笋丝

取冬笋200克，瘦肉100克，尖椒50克，盐、植物油、味精、葱、姜各适量。先将冬笋和尖椒洗净，各切成丝。把猪肉洗净，也切成丝。锅置火上，倒入植物油烧热，放入葱、姜煸香，加入肉丝炒至将熟时，倒入冬笋丝和尖椒丝翻炒，加入少许清水焖一会，放入味精、盐炒匀即可。

挑选保存

挑选新鲜辣椒要注意以下几个方面：首先，看颜色，红色的是最辣的，次之是绿色，最后是紫色和黄色。这是根据辣椒的成长规律，红色的已经成熟了，成熟后的辣味最强。其次，看外形，大小均匀，果皮坚实，肉厚质细，脆嫩新鲜，没有裂口，没有虫洞，没有斑点的品质较佳。

新鲜的红辣椒可以放在阴凉通风处风干，变干后装入袋中密封，可保存半年左右。

饮食宜忌

辣椒虽有颇多益处，但不可一次性吃太多。食管炎、胃肠炎、胃溃疡等患者应少吃或忌食辣椒，因为辣椒中的辣椒素会刺激胃肠粘膜，从而诱发肠胃炎，并使肛门烧灼刺痛，从而加重病情。

烹制辣椒时要注意火候，因为辣椒中的维生素C不耐热，易被破坏，在铜器中更是如此，所以要避免用铜质餐具。

抗癌明星——西红柿

据传，西红柿的原产地在美洲。16世纪中叶，英国一位公爵从美洲把西红柿带到英国，因为西红柿果实红润可爱，公爵便把这个稀有的东西作为礼物送给伊丽莎白女王，女王见之非常喜欢，把它种植在花园中，当作了一种观赏植物，却没人敢吃。

直到18世纪时，一位法国的画家看西红柿小巧玲珑，实在可爱，忍不住冲动吃了三个，不但没中毒，反而被它的美味给震惊了。他没想到这个小小的红色果实居然味道极其鲜美，酸甜适口。有了第一个吃螃蟹的人，后人便跟着食用开来。

对西红柿可食用的最早记载，来源于1811年出版的《德文植物学词典》。西红柿传入我国约在明朝万历年间。如今，世界各地普遍种植西红柿，这种红彤彤的果实已经成为人们食用最多的蔬菜之一。

认识西红柿

西红柿的学名其实叫番茄。相传西红柿最早生长在南美洲，因色彩娇艳，人们对它十分警惕，视之为“狐狸的果实”，又称“狼桃”，只供观赏，不敢品尝。后来经研究发现，西红柿含有丰富的胡萝卜素、维生素B

和维生素C，尤其是维生素P的含量居蔬菜之冠。西红柿的保健功能极佳，尤其在养生、减肥、抗癌等方面有突出贡献，因此获得了“健康卫士”、“抗癌明星”的称号。

话说营养

热量（千卡）	三大营养			胆固醇（毫克）	膳食纤维（克）	矿物质								
	蛋白质（克）	脂肪（克）	碳水化合物（克）			钙（毫克）	铁（毫克）	磷（毫克）	钾（毫克）	钠（毫克）	铜（毫克）	镁（毫克）	锌（毫克）	硒（微克）
15	0.9	0.2	5.5	0	0.5	10	0.4	2	163	5	0.06	9	0.13	0.15

维生素						
维生素A(微克)	维生素B_1（毫克）	维生素B_2（毫克）	维生素B_6（毫克）	维生素B_{12}（毫克）	维生素C（毫克）	维生素D（毫克）
92	0.03	0.03	80	0	19	0
维生素E（微克）	生物素（微克）	维生素K（微克）	维生素P（微克）	胡萝卜素（微克）	叶酸（微克）	泛酸（毫克）
0.57	0	4	700	0.37	22	0.17

1.防癌抗癌先锋

哈佛医学院研究发现，每周吃西红柿制品两次以上，可使成年男性前列腺癌的发病率降低 21%–34%；每周吃10次以上，患前列腺癌的几率比常人低45%。美国底特律维纳州立大学从事癌症研究的医生奥末·库却克用番茄红素胶囊治疗前列腺癌病人，获得明显疗效，有的病人的肿瘤几乎消失。伊利诺斯州大学发现，体内番茄红素含量最多的妇女比含量最少的妇女，宫颈癌的发病几率降低了5倍。本古里安大学最新研究发现，将番茄红素与其他抗氧化剂合理运用，可以减少患乳腺癌的机会。日本对 4 个胃癌发病率不同的地区进行调查，发现血液中番茄红素含量越高，胃癌发病率越低。不同国家的调查研究显示，番茄红素对于前列腺癌、胃癌等多种癌症具有良好的防治作用。

2.心血管的保护神

对10个欧洲国家1400名男性的研究发现，高番茄红素水平对急性心肌梗塞有预防作用。荷兰学者对66名心肌梗塞患者进行的研究发现，他们皮下脂肪中的番茄红素含量低于健康人，提示番茄红素与心肌梗塞的发生密切相关。研究发现，给予受试者每天60毫克番茄红素维持3个月，其血浆胆固醇浓度下降了14%。动脉钙化是导致动脉硬化的一个重要因素，血液中番茄红素含量低，主动脉钙化则会加重，在吸烟人群中尤其明显。这些调查研究结果均显示，番茄红素对于心血管有保护作用，具有预防心血管疾病的功效。

3.男性的动力源

印度学者给予30名患不育症的男性口服番茄红素三个月以后，67%的病人的精子状况有了显著改善，73%的病人的精子活动更加活跃，63%的病人的精子结构有了改善，6对夫妇成功受孕。

4.延缓衰老，青春永驻

研究人员给10名健康人各补充28毫克β—胡萝卜素和2毫克番茄红素1-2个月，结果使紫外线引发红斑的面积和程度显著减少。此外，16名健康妇女将一块皮肤暴露于一定剂量的紫外线下，结果发现受照射皮肤中的番茄红素含量减少31%-46%,其他成分含量几乎不变。

5.提高机体抵抗力

疾病的发生与自身的免疫力下降有密切关系，番茄红素能保护吞噬细胞免受自身的氧化损伤。

研究发现，番茄红素可以促进免疫物质白介素2（抗肿瘤的生物治疗用药）、白介素4（一种能调节不同种T细胞核B细胞包括增殖、存活、基因表达的反应的多效性细胞因子）的分泌能力，提高老年人免疫力。

这样吃

1 番茄吐司

番茄200克，面包切片一包，盐、胡椒粉、橄榄油和白醋各适量。先把番茄切成1厘米大小的块，在上面加上盐、胡椒、橄榄油和醋之后搅拌。把面包切片放在烤箱中烘烤后，抹点橄榄油，然后把拌好的番茄放在面包片上就可以食用了。

2 番茄炒鸡蛋

番茄500克，鸡蛋3个，植物油、盐、糖各适量。先把番茄洗净切成大块，鸡蛋打碎调匀蛋液。锅置火上，倒入适量植物油，五成热时放入蛋液，基本成形后倒入番茄块，继续翻炒，片刻加入糖和盐，即可出锅食用。番茄中含有丰富的维生素B6，维生素B6与蛋白质、脂类物质的代谢有密切关系，而鸡蛋含有丰富的蛋白质、脂肪和微量元素，所以鸡蛋和番茄一起食用更有助于营养的消化和吸收。

挑选保存

优质的番茄一般果实饱满、颜色均匀，外皮没有疤痕。过软或是果身有虫洞的不宜食用。生活中可能会有这种情况发生，番茄的一半已经腐烂，长满霉菌，但另外一半没坏，这种也不能食用，因为病菌已经侵染了另外一半果实，应该整个果实全部丢弃掉。

买回来剩下的番茄，要放在冷藏室内储存，但储存前要装入袋子中，一般可存半个月左右。以前冬季蔬菜供应不太充足时，人们会在秋季，把西红柿做成番茄酱，以便在冬季没有西红柿时还能吃到，这也是一种储存方法。但现在一年四季蔬菜都供应充足，则没必要过多储存。

饮食宜忌

番茄的食用方法很多，生吃、凉拌、做汤都可以。由于番茄中的番茄素和蛋白质结合在一起，周围有纤维素包裹，只有加热后才能释放出来，所以生食番茄起不到抗癌效果，最好热炒或煲汤吃。一般情况下，青色的番茄不宜食用，还未成熟。番茄中的番茄碱会给人体造成危害，烹制中加一点醋可解除危害。患有以下疾病的患者不宜吃番茄：急性胃肠炎、痢疾、溃疡病。

小贴士：

能让西红柿早熟早红的物质，叫做乙烯，是一种植物生长激素，不是化学物质。西红柿本身的成熟过程靠自身体内的乙烯来完成，人为加入乙烯后，对西红柿的成熟可以起到“催促”的作用。乙烯对人体并无害，在自然情况下可以挥发，所以是安全的。

人间长生果——花生

据说，公元前500年，在秘鲁沿海地带的史前废墟中发现了大量的古代花生，这是人类发现的最早的花生。因此，普遍认为，花生的原产地在秘鲁和巴西。在《巴西志》中对花生也有明确的记载，印第安人将花生称为“安胡克”。后来，花生传播到世界各地都有种植，这要归功于哥伦布，他在航海期间将花生带到世界各地。还有一种说法，认为花生的原产地在中国，后传到印度等世界其他国家。

认识花生

花生又名落花生，民间称花生为“长生果”，与黄豆一起并称“植物肉”、“素中之荤”。花生具有滋养补益的功效，有助于延年益寿，非常适宜身体虚弱者补益身体食用。与粮食类食品相比，花生的营养价值更高，蛋白质及脂肪含量极其丰富，可与牛奶、鸡蛋、肉类等动物性食品相媲美。

话说营养

热量（千卡）	三大营养			胆固醇（毫克）	膳食纤维（克）	矿物质								
	蛋白质（克）	脂肪（克）	碳水化合物（克）			钙（毫克）	铁（毫克）	磷（毫克）	钾（毫克）	钠（毫克）	铜（毫克）	镁（毫克）	锌（毫克）	硒（微克）
563	24.8	44.3	21.7	0	5.5	39	2.1	324	587	3.6	0.95	178	2.50	3.94

维生素						
维生素A (微克)	维生素B_1（毫克）	维生素B_2（毫克）	维生素B_6（毫克）	维生素B_{12}（毫克）	维生素C（毫克）	维生素D（毫克）
5	0.72	0.13	0.46	—	2	—
维生素E（微克）	生物素（微克）	维生素K（微克）	维生素P（微克）	胡萝卜素（微克）	叶酸（微克）	泛酸（毫克）
18.09	0	100	—	0.03	76	17

1.预防心脑血管疾病

花生中含有一种叫做白藜芦醇的物质，它是活性很强的天然多酚类物质。这种物质是肿瘤类疾病的化学预防剂，也是降低血小板聚集，预防和治疗动脉硬化、心脑血管疾病的化学预防剂。

2.良好的止血功效

现代医学证明，花生有止血作用。花生红衣的止血作用比花生高出50倍，对多种出血性疾病都有良好的止血功效。

3.防治高血压、冠心病，延缓衰老

花生中的不饱和脂肪酸有降低胆固醇的作用，可以防治动脉硬化、高血压和冠心病。此外，花生还有抗老化、增强记忆力、延缓脑功能衰退、滋润皮肤的功效。

这样吃

1 花生蹄花汤

花生米15克，猪蹄500克，油菜75克，姜20克，葱、料酒、盐、味精、胡椒粉各适量。将猪蹄浸泡后洗净，对剖后拆成小块。将花生米浸泡去皮。油菜择洗干净。锅置火上，加清水适量，下猪蹄，煮沸后打去浮沫，放入花生米、姜。待猪蹄半熟时，改小火加盐、油菜继续煨炖，待猪蹄熟烂后，起锅盛入汤碗，撒上葱花、味精、胡椒粉即可食用。

挑选保存

优质的花生果仁颗粒饱满、形态完整、大小均匀，肥厚而有光泽，没有杂质。从气味上闻有花生特有的清香味，一般劣质的花生会有霉味、哈喇味，不要选择。

花生含有高度的不饱和脂肪酸，在室温下容易被氧化而发生变质，因此应保存在阴凉干燥处。

饮食宜忌

吃花生时，最好不要丢掉花生红衣，因为红衣上还有很多营养物质。新鲜的花生不宜生吃，避免因细菌病毒等感染导致自然疫源性疾病。发霉的花生不要再食用，因为其中会生成一种叫做黄曲霉素的致癌物，而且，发霉的花生也不可以用作榨油，即使经过压榨，黄曲霉素仍旧存在，这是一种非常强的致癌物。

大多数人都可以食用花生，尤其是病后体虚，处于恢复期和女性的孕产期，都可以把花生当作滋补品。但以下人群不宜吃花生：

患有肠炎、痢疾、消化不良等脾弱者不宜吃花生，因为花生中的油脂有缓泻作用，会加重腹泻，不利于病情恢复。

高脂血症患者不宜吃花生。因为花生含有的脂肪较高，会使血液中的脂肪升高，诱发高血压、冠心病、动脉硬化等，从而使病情加重。

胆囊切除的患者不宜吃花生。因为花生中的脂肪需要胆汁帮助消化，术后的病人吃花生会增加肝脏负担，对肝脏无益。

传统滋补圣品——枸杞子

《本草纲目》记载："春采枸杞叶，名天精草；夏采花，名长生草；秋采子，名枸杞子；冬采根，名地骨皮"，可见枸杞全身都是滋补佳品。

认识枸杞子

枸杞子又名地骨子、甘杞子，是一种名贵中药，营养丰富，且有很高的药用价值。枸杞的产区主要集中在我国的西北地区，宁夏的枸杞最为著名，另外甘肃、青海等地的枸杞品质也很高。

话说营养

热量（千卡）	三大营养			胆固醇（毫克）	膳食纤维（克）	矿物质								
	蛋白质（克）	脂肪（克）	碳水化合物（克）			钙（毫克）	铁（毫克）	磷（毫克）	钾（毫克）	钠（毫克）	铜（毫克）	镁（毫克）	锌（毫克）	硒（微克）
—	13.9	1.5	47.2	0	—	60	5.4	209	434	252.1	0.98	96	1.48	13.25

维生素						
维生素A（微克）	维生素B_1（毫克）	维生素B_2（毫克）	维生素B_6（毫克）	维生素B_{12}（毫克）	维生素C（毫克）	维生素D（毫克）
1625	0.35	0.46	0.46	—	48	—
维生素E（微克）	生物素（微克）	维生素K（微克）	维生素P（微克）	胡萝卜素（微克）	叶酸（微克）	泛酸（毫克）
1.86	2	—	—	3.8	14.5	0.2

1.提升机体免疫力

《本草汇言》记载："枸杞能使气可充，血可补，阳可生，阴可长，风湿祛，有十全之妙用焉。"现代药理对枸杞子做了更加深入的研究，认为其有提高机体免疫力的功能，能抗突变，延缓衰老；能抗肿瘤、降低血脂、降低胆固醇；能抗疲劳、明目；能保护肝脏。

2.营养素含量丰富

枸杞子不仅含铁、磷、钙等微量元素，还含有大量糖、脂肪、蛋白质及氨基酸、多糖色素、维生素、甙类等。

3.防治糖尿病

中医认为枸杞子味甘，性平，滋补肝肾，益精明目，用于治疗头昏目眩、耳鸣、视力减退、虚劳咳嗽、腰背酸痛、遗精、糖尿病等症。

这样吃

1 红枣枸杞茶

红枣、枸杞、冰糖各适量。先将红枣和枸杞分别洗净，略泡一下；将泡过的红枣和枸杞放入搅拌机，加适量水打成红枣枸杞混合汁；用滤网滤去果肉渣；在红枣枸杞汁中加入冰糖，放汤锅中加热一下就可以喝了。

挑选保存

挑选枸杞本着三个原则：一看，即看色泽，特别鲜红的不要选，有可能是被上色的，正常的枸杞略带紫色；二闻，即闻气味，如果被硫磺熏过，会有一股刺鼻的呛味。三尝，即品尝，枸杞的口感甜润，没有苦涩的味道。

枸杞冬季可在常温下保存，但需放置在阴凉通风处，夏季密封好后放在冷藏室内保存。

饮食宜忌

枸杞有提升免疫力的功效，因此适合中老年人食用，特别是患有头晕、头痛、血虚、贫血、心血不足、神经衰弱、糖尿病、慢性肝炎、高血压病、阳痿遗精、夜尿增多等患者。更年期女性也非常适宜食用枸杞，可起到延缓衰老的作用。但脾虚泄泻者忌食枸杞。

肝脏保护神——李子

古代立夏日那天，妇女们要一起举办“李子”会，会上食新鲜的李子，或把李子汁和酒兑在一起饮用，以求一年无病、健康、多子。李子是从古至今都非常受欢迎的果品之一。

认识李子

李子又名嘉庆子、嘉应子等，性平味酸甜。李子果实为圆形，皮呈紫红、青绿或黄绿色，因品种不同各有区别。李子靠外皮的果肉呈黄绿色，越往内越深，靠核的地方颜色紫红。李子在我国已经有3000多年的栽培历史，比较著名的是广东的山华李和安徽的玉皇李。

话说营养

热量（千卡）	三大营养			胆固醇（毫克）	膳食纤维（克）	矿物质								
	蛋白质（克）	脂肪（克）	碳水化合物（克）			钙（毫克）	铁（毫克）	磷（毫克）	钾（毫克）	钠（毫克）	铜（毫克）	镁（毫克）	锌（毫克）	硒（微克）
36	0.7	0.2	8.7	0	0.9	8	0.6	11	144	3.8	0.04	10	0.14	0.23

维生素						
维生素A(微克)	维生素B_1（毫克）	维生素B_2（毫克）	维生素B_6（毫克）	维生素B_{12}（毫克）	维生素C（毫克）	维生素D（毫克）
25	0.03	0.02	0.04	2.7	5	—
维生素E（微克）	生物素（微克）	维生素K（微克）	维生素P（微克）	胡萝卜素（微克）	叶酸（微克）	泛酸（毫克）
0.74	23	—	—	0.15	37	0.14

1.保肝护肝

李子对肝脏有很好的养护作用，唐代名医孙思邈说“肝病宜食之”。新鲜的李子中含有多种氨基酸，如谷酰胺、丝氨酸、甘氨酸、脯氨酸等，生吃对辅助治疗肝硬化腹水非常有益。

2.止咳祛痰

李子有降压、导泻、镇咳的作用。李子核仁中含苦杏仁苷和大量脂肪油，有显著的利水降压作用，可加快肠道蠕动，促进大便排出，同时也具有止咳祛痰的功效。

3.美容养颜

李子具有一种特殊的美颜作用，经常食用新鲜的李子，会使脸上的皮肤细嫩光滑，爱美的女士可每天吃一两个李子以作美颜。

4.改善贫血

李子对促进血红蛋白再生有积极作用，贫血患者常吃有益健康。

这样吃

1 李子果酱

李子1000克，红糖100克，水半杯。将李子放入锅中，加入适量水，煮5–6分钟，至李子熟透裂开后取出。接着把煮熟的李子放入容器中，用汤勺将李子肉压开，取出果核，再把果肉放入锅中捣烂，加入糖，用小勺边煮边搅拌，煮约10分钟，放凉后装罐即可。

挑选保存

挑选李子则要看果皮和颜色，新鲜李子果皮光亮，颜色半青半红，果肉结实、不发软。在吃之前，准备一盆水，把李子放入水盆中，如果李子漂浮在水面，说明有毒，不能食用。李子除了生吃外，还能用盐爆、糖浸，做成蜜饯或果脯等。

新鲜的李子在常温下可放置5天左右，时间久了会变干腐烂，最好的保存方法是制作成果脯或果酱。

饮食宜忌

李子含有大量果酸，多吃李子易生痰、助湿，甚至令人虚热、腹泻，因而脾胃虚弱的人不要多吃。

天然维生素丸——大枣

《北梦琐言》中记载了这样一个故事：某地有个未出嫁的老姑娘，虽然年过半百，却身材标志，亭亭玉立，皮肤红润，嫩白光泽，比起那些年轻姑娘一点也不逊色。人们很是惊奇，一致认为她肯定吃了灵丹妙药，才能保持青春不老。但后来得知，老姑娘根本没有什么灵丹妙药可吃，她的灵丹妙药就是“红枣”，她每天都会吃几颗红枣，持续几十年了。由此可见，红枣的补血润肤功效是如此显著。

认识大枣

大枣被列为五果之一（五果为桃、李、梅、杏、枣），其最突出的特点是维生素含量高，有“天然维生素丸”之称。国外的临床研究表明，经常吃大枣的病人，其健康恢复情况比单纯服用维生素药剂的快三倍以上。

话说营养

热量（千卡）	三大营养			胆固醇（毫克）	膳食纤维（克）	矿物质								
	蛋白质（克）	脂肪（克）	碳水化合物（克）			钙（毫克）	铁（毫克）	磷（毫克）	钾（毫克）	钠（毫克）	铜（毫克）	镁（毫克）	锌（毫克）	硒（微克）
—	1.1	0.3	30.5	0	1.9	22	1.2	23	375	1.2	0.06	25	1.52	0.80

维生素						
维生素A(微克)	维生素B_1（毫克）	维生素B_2（毫克）	维生素B_6（毫克）	维生素B_{12}（毫克）	维生素C（毫克）	维生素D（毫克）
40	0.06	0.09	0.14	—	243	—
维生素E（微克）	生物素（微克）	维生素K（微克）	维生素P（微克）	胡萝卜素（微克）	叶酸（微克）	泛酸（毫克）
0.78	16	—	320	0.24	140	1.6

1.预防骨质疏松和贫血

大枣含有丰富的钙和铁，对预防骨质疏松和贫血有重要作用。中老年人及更年期女性常吃大枣，可以预防骨质疏松；处于生长发育期的青少年常吃大枣，可以预防贫血。

2.有益于智力发育

大枣能健脑，有益于人的智力发育。研究证明，大枣有防治心血管病的作用，还能预防铅中毒，对眼疾、夜盲症、头发干枯、皮肤皲裂、心烦失眠等都有很好的疗效。

3.降低胆固醇

大枣中含有丰富的维生素C，维生素C可以促使体内多余的胆固醇转变为胆汁酸。胆固醇少了，结石形成的几率也就随之减少，为了防治胆结石可常吃大枣。

4.提高人体免疫力

大枣能提高人体免疫力，并可抑制癌细胞生长，甚至含有可使癌细胞向正常细胞转化的物质。药理研究发现，大枣能促进白细胞的生成，降低血液胆固醇水平，提高血清白蛋白，保护肝脏。

这样吃

1 大枣粳米粥

粳米200克，大枣15个，冰糖少许。将大枣、粳米洗净，放入锅内，加适量水，用武火烧沸后，转用文火炖至米烂成熟，把冰糖放入锅内，溶化后即成。此粥具有健脾益气、养血安神的作用。

挑选保存

挑选鲜枣时，优质的一般大小均匀，没有磕碰的痕迹，没有虫洞，果身坚实。

挑选干枣时，优质的大枣皮色紫红，颗粒大而均匀，果形短壮圆整，皱纹少，痕迹浅；皮薄核小，肉质厚而细实。

如有以下情况最好不要选购：果皮上皱纹多，痕迹深，果形凹瘪，说明肉质差，或是用未成熟的鲜枣制成的干品。如果蒂端有穿孔或粘有咖啡色或深褐色的粉末，说明红枣已被虫蛀了，掰开后能在枣核和肉之间发现虫屎，以上两种干枣最好不要买。

新鲜的红枣不易保存，最好现吃现买，干红枣要放在阴凉、干燥、通风处，时常翻动，避免受潮或生虫。一旦腐烂或生虫就不可再食用。

饮食宜忌

大枣的滋补强身功效尽人皆知，一般人都可以把它作为滋补品。但患有温热症、中暑、黄疸者，不要食用大枣。如果购买的鲜枣腐烂了，要尽快丢弃，避免食用，因为人吃了烂枣会出现头晕、视力障碍等中毒反应，重者可危机生命。吃枣时要注意细嚼慢咽，把枣皮充分嚼碎，一次不可以吃太多。煲汤时，要连带枣皮一起煮，以保留枣皮中的营养物质。

平滑肌肤的水果皇后——草莓

草莓是夏令水果中味道甜美、果形可爱的一种，被视为儿童和老年人的保健食品，有“水果皇后”的美称。

认识草莓

草莓又名洋莓果、凤梨草莓，南北方均可栽培。草莓的原产地在北美东部和南美智利等欧洲地区，50多年前才传入我国。草莓果实鲜红美艳，柔软多汁，甘酸宜人，芳香馥郁。草莓中维生素C的含量为桔子的2倍以上，可以称得上是水果中的维生素女王。如果你每天吃5颗草莓，就能满足身体对维生素C的需求量。

随着科学技术的发展，原来这种只能在夏季吃到的水果，春天也可以吃到，也许有人会质疑温室草莓和露天草莓的营养价值，其实没有太大区别，尽可以放心食用。

话说营养

热量（千卡）	三大营养			胆固醇（毫克）	膳食纤维（克）	矿物质								
	蛋白质（克）	脂肪（克）	碳水化合物（克）			钙（毫克）	铁（毫克）	磷（毫克）	钾（毫克）	钠（毫克）	铜（毫克）	镁（毫克）	锌（毫克）	硒（微克）
25	1.0	0.2	6	0	1.1	15	2.2	27	131	4.2	0.04	12	0.11	0.7

维生素						
维生素A（微克）	维生素B_1（毫克）	维生素B_2（毫克）	维生素B_6（毫克）	维生素B_{12}（毫克）	维生素C（毫克）	维生素D（毫克）
2	0.02	0.03	40	0	47	0
维生素E（微克）	生物素（微克）	维生素K（微克）	维生素P（微克）	胡萝卜素（微克）	叶酸（微克）	泛酸（毫克）
0.71	155	0	0	10	90	0.33

1.清热止咳，防治便秘、脑出血等

草莓具有清热止咳、健脾和胃、滋养补血等功效。草莓对防治动脉粥样硬化、脑出血、便秘等有很好的作用。

2.保持大便畅通

草莓的营养成分容易被人体消化、吸收，对胃肠道功能不佳和贫血患

者均有一定的滋补调理作用，它还含有果胶和丰富的膳食纤维，可以帮助消化，通畅大便。

3.滋养皮肤

草莓汁有滋润营养皮肤的功效，用它制成各种高级美容霜，对减缓皮肤出现皱纹有显著效果。

4.养肝明目

草莓中所含的胡萝卜素是合成维生素A的重要物质，具有明目养肝的作用。

5.防癌

草莓是鞣酸含量丰富的植物，在体内可吸附和阻止致癌化学物质的吸收，具有防癌作用。

6.清除体内重金属离子

草莓中含有天冬氨酸，可以清除体内的重金属离子。

这样吃

1 冰糖草莓

准备鲜草莓60克，冰糖30克。将草莓与冰糖同放入一个碗中，入锅隔水蒸烂即可食用，可防治无痰干咳。

2 草莓茶

市售红茶1小包、蜂蜜2小勺、草莓果酱1大勺。将草莓果酱加水煮沸，放入蜂蜜，红茶泡水，把草莓蜂蜜汁加入到红茶水中即可饮用。此茶可解热、止渴、涩精、止泻。

挑选保存

挑选草莓的时候应该尽量挑选色泽鲜亮、有光泽，结实、手感较硬的；太大的草莓忌买，过于水灵的草莓也不能买；不要去买长得奇形怪状的畸形草莓；最好挑选表面光亮、有细小绒毛的草莓。

草莓皮很薄，磕碰很容易坏掉。因此不宜保存，建议现买现吃。

饮食宜忌

草莓中的维C含量丰富，如果配以牛奶一起食用，既能补充维生素C，又可以补充蛋白质和钙质，是比较理想的搭配。但草莓不适宜患尿路结石的病人吃，因为草莓中含有草酸钙，对结石症无益。

小贴士：

洗草莓时，注意千万不要把草莓蒂摘掉，去蒂的草莓若放在水中浸泡，残留的农药会随水进入果实内部，造成更严重的污染。

消食开胃丸——山楂

南宋绍熙年间，宋光宗非常宠爱的黄贵妃突然生了一种怪病，黄贵妃不食饮食，在很短的时间内变得面黄肌瘦。宋光宗看到宠妃变成这样，非常焦急，于是招来御医赶紧为妃子医治，但这些御医用了很多名贵药品，效果都不理想，甚至有的御医婉转告知宋光宗为黄贵妃准备后事。看着病情一日一日继续严重，宋光宗心急如焚，立即昭告天下，如果谁能医治好贵妃，重重有赏。重赏之下必有勇夫，很快就有个江湖郎中应诏进宫，他替贵妃搭过脉后，并不惊慌，只告诉皇帝说："没大碍，不用惊慌。只要将'棠球子'（即山楂）与红糖煎熬，每饭前吃5-10枚，半月后病准会好。"宋光宗赶紧叫人照办，结果奇迹真的发生了，半月后，贵妃病愈。后来，这个偏方传到了民间，慢慢就变成了今天的冰糖葫芦。

认识山楂

山楂，又名胭脂果、山果、山里红、酸楂等。原产地在我国，是我国独有的水果品种。老幼妇孺皆可食用，尤其适合老年人，它能够帮助老年人增强食欲，改善睡眠，保持骨和血液中钙的恒定，预防动脉粥样硬化，起到延年益寿的功效，因此，山楂被人们视为水果中的“长寿食品”。

话说营养

热量（千卡）	三大营养			胆固醇（毫克）	膳食纤维（克）	矿物质								
	蛋白质（克）	脂肪（克）	碳水化合物（克）			钙（毫克）	铁（毫克）	磷（毫克）	钾（毫克）	钠（毫克）	铜（毫克）	镁（毫克）	锌（毫克）	硒（微克）
98	0.5	0.6	25.1	0	3.1	52	0.9	24	299	5.4	0.11	19	0.28	1.22

维生素						
维生素A（微克）	维生素B_1（毫克）	维生素B_2（毫克）	维生素B_6（毫克）	维生素B_{12}（毫克）	维生素C（毫克）	维生素D（毫克）
17	0.02	0.02	0	0	53	0
维生素E（微克）	生物素（微克）	维生素K（微克）	维生素P（微克）	胡萝卜素（微克）	叶酸（微克）	泛酸（毫克）
7.32	52	0	0	50	0	0

卫生部1988年正式公布，山楂既属食品，又属药品。山楂果实中含有丰富的营养成分和药理活性成分，是深受人们喜欢的保健食品。

1.消食化积

山楂具有较高的消食、化积、健胃等药用价值。特别对肉食积滞的消化作用更好，有不少助消化的药都添加了山楂成分。

2.防衰老抗癌

《本草纲目》记载“山楂性酸甘、微温”，“长于化饮食、健脾胃、行结气、消淤血”。经研究证明：山楂中所含的黄酮类物质和维生素C、胡萝卜素等物质对自由基的生成具有阻碍作用，能够增强机体免疫力，有防衰老和抗癌的功效。

3.调节高血压

从山楂中提取山楂黄酮、水解物、三萜酸或用山楂、葛根生产的制剂，均对高血压有调节的作用。此外，山楂中的有效成分还能扩张血管、增加冠脉血流量、改善心脏功能，因此，吃山楂能有效防治心血管疾病，对老年性心脏病也有好处。

4.降血脂功效

许多研究证明，山楂制剂有明显的降血脂作用。

5.预防冠心病

山楂中的黄酮类化合物对改善心律不齐有效果。国内许多试验证明山楂有较强的抑菌作用。试验表明，焦山楂及生山楂均有较强的抑制痢疾杆菌、大肠杆菌作用。分离提取的山楂总黄酮苷，可以增加冠脉血流量，对预防冠心病有益。

6.促进细胞免疫功能

服用山楂后胃中酶活性增强，可促进消化。新的研究表明，山楂果实提取物对体液免疫和细胞免疫有促进作用。

这样吃

1 山楂糖水

山楂肉200克，红糖适量。将山楂洗净去核，煎取浓汁，调入红糖后空腹饮用。此饮中红糖也可用白糖替代，可治疗血瘀。

2 黑枣山楂粥

大米200克，山楂50克，黑枣适量，冰糖适量。先将大米洗净，放入适量水，熬煮成粥。山楂和黑枣洗净，同大米一并放入锅中，粥将熟时，改小火慢炖，期间依据个人口味加入冰糖。这款粥非常适合年节中食用，吃了大鱼大肉后，很多脂肪堆积在胃中消化不了，而此粥有很强的助消化作用。

挑选保存

优质的山楂果形整齐端正，果实个大而均匀，果皮呈鲜艳的红色，有光泽，没有皱缩，没有干疤、虫眼和外伤，品尝起来具有清新的酸甜滋味，这样的山楂可以选购。但如果山楂果实个头参差不齐、畸形、严重干缩或腐烂，虫眼多，破口大，果面不完整，果肉风干或变软，尝起来有异味，就是劣质果，不可以选购。

山楂装入保鲜袋放在冰箱冷藏室内，可存放3个月左右。

饮食宜忌

山楂适宜消化不良者、心血管疾病患者、癌症患者、肠炎患者食用；但孕产妇、胃酸分泌过多者、病后体虚者不宜食用。

山楂中含有大量的有机酸、果酸、山楂酸、柠檬酸等，空腹食用，会使胃酸猛增，对胃黏膜造成不良刺激，使胃部胀满、泛酸，若在空腹时食用会增强饥饿感并加重原有的胃痛，因此不能空腹吃山楂。

山楂最好煮熟后吃，因为生吃山楂时，山楂中所含的鞣酸与胃酸结合易生成结石，长期下去会引起胃溃疡、胃出血甚至胃穿孔。因此，山楂要熟吃。

山楂不宜与猪肝一起食用，猪肝中含有较多的铜、铁、锌等金属微量元素，山楂中的维生素C和这些微量元素碰到一起，会给双方带去破坏作用，因此不可同食。煮山楂时最好用砂锅，忌用铁锅。

小贴士：

每到冬季，有一种美食总让人馋涎欲滴，那就是冰糖葫芦，既酸甜可口，又有脆生生的极佳口感。如果要是能够自己在家制作，就更好了。下面就介绍一个自制冰糖葫芦的方法：

将个头大、肥美的山楂选好，清洗消毒，用刀挖去果核。再用竹签串成5-10个一串。然后熬糖，在锅内加入砂糖和适量水，一般500克糖加50克水，溶化后旺火加热煮熬，当糖液粘稠时，可稍稍蘸取一点试试酥脆度。再将串起的山楂在糖液中打滚，使糖液沾匀，随后立即放在冷却的或是沾了油的案板上，冷却了即可食用。

百果第一枝——樱桃

3000年前的《礼记》中已有“仲夏之日以会桃先荐寝庙”的记载，这里所说的“会桃”就是樱桃。在我国所栽培的樱桃品种中，四川西昌的甜樱桃，江苏南京的垂丝樱桃，浙江诸暨的短柄樱桃和山东泰安的泰山樱桃最为著名。

认识樱桃

樱桃又称含桃、朱果、朱樱、樱珠、家樱桃。樱桃有早春第一果的美誉，号称“百果第一枝”。樱桃的得名比较有意思，据说黄莺特别喜好啄食这种果子，因而名为“莺桃”。现在，我国南方、北方都有种植樱桃，品种比较多，一般每年五六月份采摘上市。樱桃果实色泽艳丽，味道甘甜，是广受大众喜爱的水果之一。

话说营养

热量（千卡）	三大营养			胆固醇（毫克）	膳食纤维（克）	矿物质								
	蛋白质（克）	脂肪（克）	碳水化合物（克）			钙（毫克）	铁（毫克）	磷（毫克）	钾（毫克）	钠（毫克）	铜（毫克）	镁（毫克）	锌（毫克）	硒（微克）
45.7	1.1	0.2	10.2	0	0.3	11	0.4	27	232	8	0.1	12	0.23	0.21

维生素						
维生素A (微克)	维生素B_1（毫克）	维生素B_2（毫克）	维生素B_6（毫克）	维生素B_{12}（毫克）	维生素C（毫克）	维生素D（毫克）
35	0.02	0.02	20	0	10	0
维生素E（微克）	生物素（微克）	维生素K（微克）	维生素P（微克）	胡萝卜素（微克）	叶酸（微克）	泛酸（毫克）
2.22	62	0	230	0.21	38	0.2

《本草纲目》记载：调中益脾气，令人好颜色，止泄精，水谷痢。

1.调中益颜

中医认为，樱桃性味酸甘、温、无毒，入肝、胃、肾三经，有止渴生津、调中益颜、养脾开胃、祛风除湿、收敛止泻等功效，主治病后体虚气弱、气短心悸、倦怠食少、咽干口渴及风湿腰腿疼痛、四肢不温、关节屈伸不利、冻疮、腹泻等病症。

2.抗病保健

相关研究证明，樱桃营养价值很高，富含诸多天然保健成分，具有非常显著的保健功效，被尊称为“超级保健水果”，所以，要想身体强健，每日吃几颗樱桃。

3.防治缺铁性贫血

在水果家族中，铁的含量都不高，樱桃是特立独行的一个。每100 克樱桃中含有59 毫克的铁，比苹果高20–30倍。要知道，铁在我们身体的生长发育中起着非常重要的作用，造血需要铁，抗衰需要铁，营养大脑神经同样需要铁。吃樱桃，正是补铁妙方。

4.预防多种疾病，延缓衰老

相关研究发现，樱桃中含有花青素，它是一种强有力的抗氧化剂，能够保护人体免受自由基等有害物质的损伤，可以预防多种与自由基有关的疾病，如癌症、心脏病、过早衰老和关节炎。因此，如果你患有痛风、关节炎等病症，请适量常吃樱桃。

5.富含褪黑激素

樱桃中含有褪黑激素，所以具有双倍的抗衰老作用，是名副其实的“美味又美丽”的水果。

这样吃

1 樱桃甜汤

鲜樱桃500 克，白糖250 克。将樱桃洗净，加水煎煮20 分钟后，再加白糖继续熬一二沸后停火备用。每日服30–40 克。此汤可用于辅助治疗缺铁性贫血。

2 银耳樱桃粥

粳米150克，银耳60克，樱桃30克，糖桂花、冰糖各适量。洗净粳米煮粥，粥熟后，放入冰糖溶化，加入银耳，煮10 分钟，再放入樱桃、桂花糖，煮沸后即成。这款粥可补气养血，嫩皮肤，美容颜，适用于气血虚而导致的颜面苍老，皮肤粗糙干皱，常食可使人肌肉丰满，皮肤嫩白光润。

需要注意的是，银耳不可过夜食用，因此建议煮一顿够吃即可。

挑选保存

优质的樱桃色泽鲜艳，如珍珠般光洁。吃到嘴里，果实肉嫩多汁、酸甜可口。在挑选樱桃时，我们也可以从果蒂的颜色新鲜与否来识别樱桃的优劣，一般果实色泽晦暗、发霉、干瘪脱水的不佳，不宜选择。还需要注意的是，樱桃果肉中易生蛆虫，如果发现果实红得乌暗，最好不要选择。

樱桃不宜保存，建议现吃现买。如果当时吃不完，最好用保鲜袋装好放在冰箱内，大概可保存4天。切忌将洗完的樱桃放入冰箱，那样反而容易坏掉。

饮食宜忌

樱桃宜与白糖同食，可补充人体对铁元素的需求，增强体质、健脑益智。

樱桃性温热，不宜多食，多食可引发虚热，若食用过多引起不适，可以用甘蔗汁来解。患热性病及虚热咳嗽者要忌食。

樱桃不宜与黄瓜、胡萝卜同食，因其会降低黄瓜、胡萝卜中的营养成分；也不宜与动物肝脏同食，二者功效相克，影响健康。

樱桃的食用方法较多，可用于烘焙中做糕点的点缀，也可以制作成果酱食用，但都容易破坏其营养素，因此，鲜食最好。

夏季瓜果之王——西瓜

早在4000年前，埃及人就开始种植西瓜，后来种植范围越来越广，由地中海沿岸地区向北移至北欧，而后南下进入中东、印度等地。在四五世纪时，西瓜从西域传入我国，也由此而得名“西瓜”。

认识西瓜

西瓜又叫水瓜、寒瓜、夏瓜。西瓜味甜多汁，是夏季祛暑除烦的佳果，被称为夏季的“瓜果之王”。

话说营养

热量（千卡）	三大营养			胆固醇（毫克）	膳食纤维（克）	矿物质								
	蛋白质（克）	脂肪（克）	碳水化合物（克）			钙（毫克）	铁（毫克）	磷（毫克）	钾（毫克）	钠（毫克）	铜（毫克）	镁（毫克）	锌（毫克）	硒（微克）
34	0.5	0	7.9	0	0.2	10	0.5	13	79	4.2	0.02	11	0.10	0.08

维生素						
维生素A (微克)	维生素B_1（毫克）	维生素B_2（毫克）	维生素B_6（毫克）	维生素B_{12}（毫克）	维生素C（毫克）	维生素D（毫克）
180	0.02	0.04	70	0	10	0
维生素E（微克）	生物素（微克）	维生素K（微克）	维生素P（微克）	胡萝卜素（微克）	叶酸（微克）	泛酸（毫克）
0.03	22	0	0	1.08	3	0.2

1.预防中暑

《本草纲目》记载：“西瓜性甘寒，入心、脾两经，具有清热解暑、止渴除烦的功效。主治中暑、温热病、心烦口渴、小便不利等症，还可治疗高血压、肾炎、肝炎、胆囊炎、黄疸等病。”据《食用本草》记载：“西瓜性寒解毒，有天生白虎汤之称。”由此可见,西瓜是解暑的良药，夏天多吃西瓜能够防中暑。

2.利尿作用

近代医学研究指出，西瓜含有瓜氨酸、精氨酸等，具有良好的利尿作用。

3.瘦身功效

西瓜所含大量果胶质和纤维素，有利于食物消化，对消化系统疾病、便秘等均有较好的疗效，还可消除肥胖症和营养过剩等症。

4.益于肾炎

西瓜瓤汁含有蛋白酶，可把不溶性蛋白质转化为可溶性蛋白质，少量盐分又有利于肾炎的治疗。

5.缓解急性膀胱炎

西瓜翠衣瓜皮利尿作用优于瓤汁，有暑湿、润肠、中和、止渴等作用，为肠、胃、脾的要药，还有降压及缓解急性膀胱炎的功效。

6.降低血压

西瓜籽仁性味甘平，可生食或炒食，有降压作用。瓜皮晒干后，用其煎汤代茶，可解暑去热，消炎降压，还可减少胆固醇在动脉壁上的沉积。

7.防癌抗癌

有些品种的西瓜所含有的番茄红素含量比西红柿的还要高。番茄红素素有“抗癌素”之称，是类胡萝卜素的一种，具有极强的抗氧化作用，既能抵抗癌症，还有延缓衰老的功效，是近些年来新发现的营养素之一。

8.促性食物

美国科学家研究发现，西瓜中含有大量的瓜氨酸（一种在西瓜中的氨基酸，利尿），能够替代“伟哥”的作用。

这样吃

1 西瓜丁粥

取粳米100克，西瓜瓤、西瓜皮各25克，精盐、清水适量。先将西瓜皮洗净并削去硬皮，切成小丁，放一点盐腌一会；把瓜瓤去籽，切成小丁。粳米洗净，用冷水浸泡半小时。把所有材料均放入锅中，加入适量清水，一同熬煮成粥，最后依据个人口味调入适量盐即可。此粥可清热解暑，利尿消肿。

2 西瓜番茄汁

西瓜300克、番茄100克，份量也可依据个人喜好酌情增减。将西瓜去皮、去籽用榨汁机榨取汁液，将番茄榨出汁液。然后将二汁合并，即可饮用。如果喜欢稍甜的口味，可减少番茄的份量，如果喜欢稍酸的口味，可多加番茄。这道果汁清热解毒，祛暑化湿，适合夏季畅饮。

挑选保存

挑选西瓜一是看形状。鉴别瓜的皮色、瓜蒂和瓜脐。凡瓜形端正，瓜皮坚硬饱满，花纹清晰，表皮稍有凸凹不平的波浪纹，瓜蒂、瓜脐收得紧密，略为缩入，靠地面的瓜皮颜色变黄，就是够熟的标志。二是听音响。可以一手捧瓜，一手以指轻弹，凡声音刚而脆，如击木板的“咚咚”或“得得”声，是未熟的象征；声音疲而浊，近似打鼓的“卜”声，且有震动的传音，才是够熟的标志。三是端重量。生瓜含水量多，瓜身较重，成熟瓜因瓜肉细胞组织松弛，体重就比生瓜轻些。

科学研究表明，常温保存的西瓜比刚摘下的西瓜含有更多的营养成分，尤其是番茄红素会大幅增加。而把西瓜放在冰箱中冷藏则会减缓继续产生营养成分的过程，这就给喜欢吃冰冻西瓜的人提了醒，为了保健身体，尽量吃常温的西瓜。

如果购买的西瓜一次性吃不掉，可以用保鲜膜封好放进冷藏室保存，但最好在三天内吃完，因为存放一周就完全变质了。如果是没有切开的西瓜，常温状态比冷藏状态下保存的时间更长。

饮食宜忌

西瓜适宜高血压患者、急慢性肾炎患者、胆囊炎患者、高热不退者食用；但糖尿病患者要少食，即使吃，建议在两餐中间吃；脾胃虚寒，湿盛便溏者不宜吃西瓜，会加重病情。感冒初期吃西瓜会使病情加重或病程延长，因此感冒患者尽量少吃西瓜。西瓜忌与羊肉同食；虽然现在冬季也能吃到西瓜，但不宜多吃，刚从冰箱冷藏室内取出来的西瓜不宜立即食用。

第二章 增强免疫力的橙色蔬果

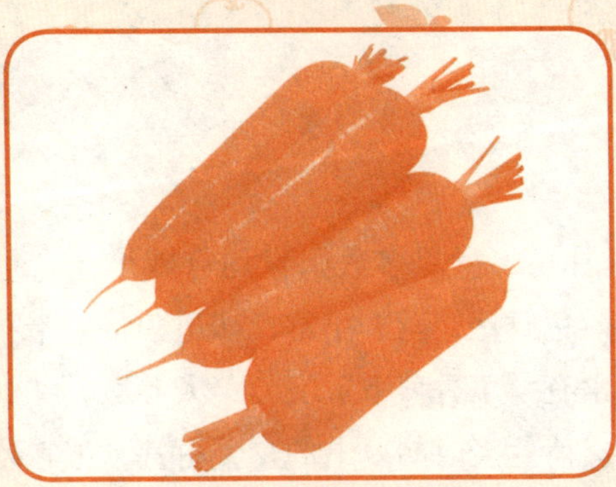

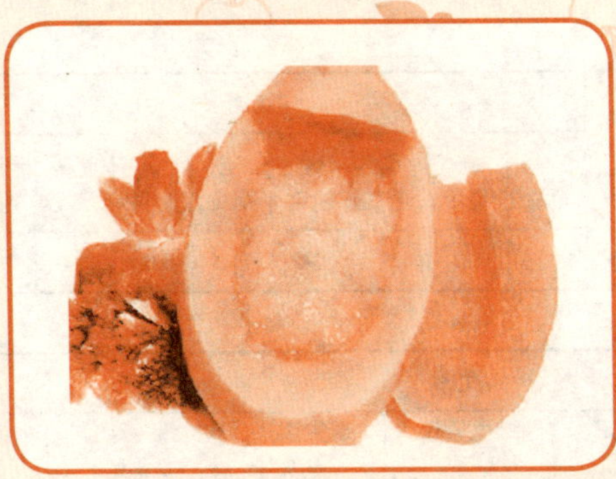

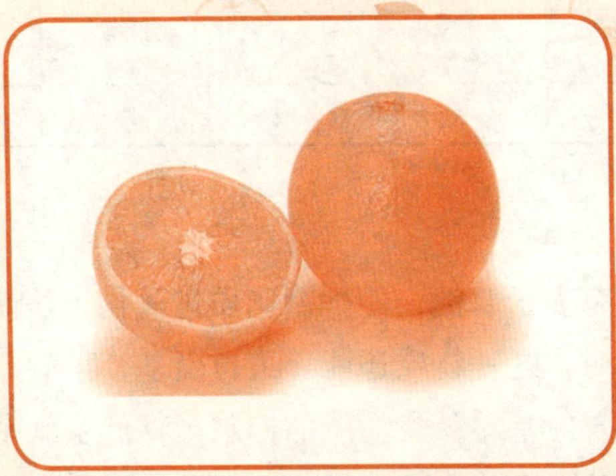

保健养生的小人参——胡萝卜

公元10世纪，有人把胡萝卜从伊朗带到欧洲大陆，在那里受到人们的普遍欢迎。约在13世纪，胡萝卜被从伊朗带到我国，到了15世纪，胡萝卜传到英国，16世纪，传到美国。从这个传播过程可以看出，胡萝卜在我国已经有几千年的栽培历史，可以算得上是一种历史悠久的蔬菜。

认识胡萝卜

胡萝卜，又称红萝卜或甘荀，世界多数国家均有栽培，它是一种被公认的营养丰富的蔬菜。它颜色鲜艳，营养丰富，味道独特，带有一种特殊的清香，被很多人喜爱，素有“丁香萝卜”、“菜人参”、“红根”、“金笋”、“甘笋”之美誉。荷兰人对胡萝卜的喜爱更甚，把它列为“国菜”之一。

话说营养

热量（千卡）	三大营养			胆固醇（毫克）	膳食纤维（克）	矿物质								
	蛋白质（克）	脂肪（克）	碳水化合物（克）			钙（毫克）	铁（毫克）	磷（毫克）	钾（毫克）	钠（毫克）	铜（毫克）	镁（毫克）	锌（毫克）	硒（微克）
38	1.0	0.2	7.7	0	1.1	32	1.0	27	190	71.4	0.08	14	0.23	0.63

维生素						
维生素A(微克)	维生素B_1（毫克）	维生素B_2（毫克）	维生素B_6（毫克）	维生素B_{12}（毫克）	维生素C（毫克）	维生素D（毫克）
802	0.04	0.03	0.11	0	12	0
维生素E（微克）	生物素（微克）	维生素K（微克）	维生素P（微克）	胡萝卜素（微克）	叶酸（微克）	泛酸（毫克）
0.5	0	3	0	4.81	28	70

1.抗衰老

胡萝卜素分子结构中含有多个双健，能抑制脂质过氧化，从而降低老年人心血管疾病发病率。同时，这种物质还能猝灭自由基，抑制自由基的产生，从而减小过氧化物和自由基对免疫功能的抑制，降低了低密度脂蛋白的氧化损伤，因此能减缓人体的衰老。

2.防治夜盲症

胡萝卜中含有丰富的胡萝卜素，进入机体后，胡萝卜素在肝脏及小肠粘膜内经过酶的作用，其中50%变成维生素A，起到补肝明目的作用，对治疗夜盲症帮助很大。

3.促进生长发育

胡萝卜素转变的维生素A是骨骼正常生长发育的必需物质，有助于细胞增殖与生长，是机体生长的要素，对促进婴幼儿的生长发育具有重要意义。

4.增强机体的免疫功能

胡萝卜素转变成维生素A，有助于增强机体的免疫功能，在预防上皮细胞癌变的过程中具有重要作用。胡萝卜中的木质素也能提高机体免疫机制，间接消灭癌细胞。

5.降低血糖

胡萝卜中含有降糖物质，是糖尿病人的良好食品，其所含的某些成分，如槲皮素、山标酚能增加冠状动脉血流量，降低血脂，促进肾上腺素的合成，还有降压，强心作用，是高血压、冠心病患者的食疗佳品。

6.预防癌症

胡萝卜含有植物纤维，吸水性强，在肠道中体积容易膨胀，是肠道中的“充盈物质”，可加强肠道的蠕动，从而利膈宽肠，通便防癌。

这样吃

1 胡萝卜炖羊肉

取胡萝卜300克、羊肉150克、水适量，料酒、葱、姜、蒜、糖、盐、香油各适量。先将胡萝卜与羊肉洗净沥干水分，并将胡萝卜及羊肉切块备用；把羊肉放入开水汆烫，捞起沥干水备用；锅至火上，倒入适量油，七成热时放葱、姜、蒜爆香，放入羊肉，大火快炒至羊肉颜色转白；再将胡萝卜、水及其他调味料（除香油外）一起放入锅内，用大火煮开后改小火煮约1小时后熄火，加入香油即可食用。此菜可滋补养身，经常食用对改善妇女的手脚冰冷非常有效。

2 菊花胡萝卜汤

取干菊花6克，胡萝卜100克，食盐、清汤、香油各适量。将胡萝卜洗净切成片，放入盘中待用；锅置火上，加入清汤，再放入菊花、食盐 、胡萝卜，小火煮熟。淋上香油，出锅后即可食用。菊花性凉、味苦，入肺、肝、肾经，有清热解毒、凉血的作用。

挑选保存

在挑选胡萝卜时，选择摸起来质地较硬、颜色新鲜的。一般情况下，开始变软的胡萝卜营养价值有所降低，而发青的胡萝卜会有苦味。在保存时，要先用保鲜膜密封，放入冰箱冷藏室内。

饮食宜忌

食用胡萝卜时不宜加醋太多，否则会破坏其胡萝卜素；胡萝卜不宜过多食用，吃太多会使皮肤变成橙黄色；喝酒的时候不宜用胡萝卜作下酒菜，因为酒精与胡萝卜会在肝脏中产生毒素，危害肝脏；过量食用胡萝卜会使女性卵巢的黄体素分泌减少，引起月经紊乱，甚至造成不排卵，影响生育；胡萝卜含有一种破坏维生素C的分解酶，与白萝卜调配在一起，会破坏白萝卜中的维生素C，故二者不宜同食。

小贴士：

胡萝卜生吃时会损失90%的胡萝卜素，因为胡萝卜素只有溶解在油脂中才能被人体吸收。将胡萝卜切片用油炒，胡萝卜素的保存率为79%；切片油炸，胡萝卜素保存率为81%，切片和肉一起炖，胡萝卜素的保存率可高达95%。

糖脂调控软黄金——南瓜

在民间习俗中，我国江南地区，每逢立春，家家吃南瓜，以示迎春。还有一些文人雅士，他们在快要成熟的南瓜表皮上刻上诗文或图案，随着瓜的成熟，瓜皮上便留下了美丽的图画和诗文，把它搁置于案头，可增添生活情趣。

在西方许多国家，每年10月31日的万圣节，人们用南瓜制作出一盏盏精美的南瓜灯，用它来祛邪避鬼，欢度节日。

认识南瓜

南瓜，又称倭瓜、饭瓜。《本草纲目》中将南瓜与灵芝放在一起，说它有“补中气、补肝气、益心气、益肺气、益精气的作用。凡久病气虚，脾胃虚弱，气短倦怠，食少腹胀，水肿尿少者宜用”。现代研究表明：南瓜具有多种食疗保健作用，尤其作为一种防治糖尿病的特效营养保健食品倍受人们的青睐。

话说营养

热量（千卡）	三大营养			胆固醇（毫克）	膳食纤维（克）	矿物质								
	蛋白质（克）	脂肪（克）	碳水化合物（克）			钙（毫克）	铁（毫克）	磷（毫克）	钾（毫克）	钠（毫克）	铜（毫克）	镁（毫克）	锌（毫克）	硒（微克）
22	0.7	0.1	5.3	0	0.8	16	0.4	24	145	0.8	0.03	8	0.14	0.46

维生素						
维生素A（微克）	维生素B_1（毫克）	维生素B_2（毫克）	维生素B_6（毫克）	维生素B_{12}（毫克）	维生素C（毫克）	维生素D（毫克）
148	0.03	0.04	0.12	0	8	0
维生素E（微克）	生物素（微克）	维生素K（微克）	维生素P（微克）	胡萝卜素（微克）	叶酸（微克）	泛酸（毫克）
0.36	0	26	0	0.89	80	0.5

1.降血糖功能

铬是人体必须的微量元素之一，人体缺铬是导致高血压、糖尿病、冠心病的原因之一，铬可以促进体内胰岛素的释放，使糖尿病人胰岛素分泌正常，这对降血糖十分有效，南瓜的铬含量居各类蔬菜之首。

2.防治癌症

南瓜含有生物碱、葫芦巴碱、南瓜籽碱等生理活性物质，能消除和催化分解致癌物质亚硝胺，从而有效地防治癌症。

3.解毒，治疗消化道溃疡

南瓜中含有丰富的果胶，有极好的吸附性能，能粘结并有效地消除体内的细菌毒性、重金属及放射性元素的影响，对消化道溃疡病有显著疗效。

4.保护视力

南瓜中含有丰富的维生素E和β-胡萝卜素。维生素E具有很强的抗氧化作用，能起到抗衰老作用。β-胡萝卜素对保护视力、预防眼疾和维持人体上皮组织健康都有帮助，因此南瓜非常适宜少年儿童食用。

5.帮助除去胆结石

据相关报道，常吃南瓜可以帮助化掉胆结石，使胆结石症得到有效缓解。

6.减肥瘦身

南瓜中富含大量纤维素，而且南瓜肉质细嫩，口感甜软，很多人喜欢吃，吃南瓜还能增加饱腹感，如果想减肥，吃南瓜是不错的选择，既能防止饥饿，又能避免肥胖。

这样吃

1 南瓜粥

取大米250克，淘干净，加适量水煮粥；南瓜半个，削去皮，挖去瓤，切成块，倒入锅中同大米一同煮粥，直至南瓜和米粒烂熟为止。此粥有补中益气、增进营养之功效。

2 紫菜南瓜汤

取南瓜100克，紫菜10克，虾皮20克，鸡蛋1个，酱油、黄酒、醋、味精、麻油各适量。先用清水浸泡紫菜，洗净后备用，鸡蛋打入碗内搅匀，虾皮用黄酒浸泡，南瓜去皮、瓤，洗净切块；将锅放火上，倒入适量植物油，七八成热时，放入酱油炝锅，加适量清水，再放入虾皮、南瓜块，煮约30分钟，再把紫菜放进去，随后将搅好的蛋液倒入锅中，加入适量醋、味精、麻油调匀即成。

挑选保存

选购南瓜时候以新鲜，外皮红色，外形完整，梗部新鲜坚硬，且具有重量感的为佳。如果表面出现黑点，代表内部品质有问题，不宜购买。此外，最好挑选瓜梗仍在的南瓜。完整的南瓜可以长时间保存。如果吃剩下的，最好先用汤勺把内部掏空再用保鲜膜包好，这样放入冰箱冷藏可以存放5–6天，如果不挖去瓤，南瓜很容易从内往外腐烂，保存时间很短。

饮食宜忌

多食南瓜容易“上火”，因此，阳盛体质者、中老年人和肥胖者不宜多食；脚气、黄疸患者忌食南瓜。南瓜中含有一定量的糖，多吃会引起血糖增高，糖尿病患者适量食用。

南瓜存放时间不宜过长，吃南瓜前一定要仔细检查，如果发现表皮有溃烂之处、或切开后散发出酒精味儿，说明南瓜变质，不可再食用，食后易引起中毒。南瓜最好不要与羊肉同食。不要食用放置过久的南瓜。

席上珍品——黄花菜

嵇康《养生论》云：“萱草忘忧”。（出《述异记》）这不是无凭无据随便说的，据《诗经》记载，古代有位妇人因丈夫远征，于是在家中栽种萱草，借以解愁忘忧，从此世人称之为“忘忧草”。萱草是黄花菜的学名，是土生土长的中国菜，在我国已经有2000多年的栽培历史。

认识黄花菜

黄花菜，又名金针菜、忘忧草。黄花菜开花时，花朵金黄，有淡淡香味，模样非常可爱，将花朵摘下晒干后食用，口感爽滑，甘甜。黄花菜是一种既可作为花卉观赏，也可以入馔或入药的蔬菜品种，而且它的烹饪方法极多，在菜肴中，主角、配角均扮演得有声有色，素有“席上珍品”之美誉。

话说营养

热量（千卡）	三大营养			胆固醇（毫克）	膳食纤维（克）	矿物质								
	蛋白质（克）	脂肪（克）	碳水化合物（克）			钙（毫克）	铁（毫克）	磷（毫克）	钾（毫克）	钠（毫克）	铜（毫克）	镁（毫克）	锌（毫克）	硒（微克）
199	19.4	1.4	27.2	0	7.7	301	8.1	216	380	59.2	0.37	85	3.99	4.2

维生素						
维生素A (微克)	维生素B_1（毫克）	维生素B_2（毫克）	维生素B_6（毫克）	维生素B_{12}（毫克）	维生素C（毫克）	维生素D（毫克）
307	50	0.21	90	0	10	0
维生素E（微克）	生物素（微克）	维生素K（微克）	维生素P（微克）	胡萝卜素（微克）	叶酸（微克）	泛酸（毫克）
4.92	0	35	0	1.84	36	0.4

1.养血平肝、利水消肿等功效

黄花菜味甘，性凉，具有养血平肝、利水消肿、清利湿热、通乳的功效。

2.孕妇保健食品

黄花菜中含有丰富的蛋白质、脂肪、碳水化合物、无机盐、胡萝卜素和多种维生素，其营养成分对人体健康，特别是胎儿发育非常有益，因此可作为孕妇的保健食品。

3.健脑抗衰

黄花菜具有较强的健脑抗衰功效，有“健脑菜”之称，用脑过度的白领人士应经常食用。

4.降低血清胆固醇

黄花菜有降低血清胆固醇的功效，是预防中老年疾病和延缓机体衰老的食疗佳品。

5.止血消炎

黄花菜所含的冬碱等成分有止血消炎、利尿安神、健胃等功效。

这样吃

1 黄花菜炖母鸡

选老母鸡1只，黄花菜50克，植物油、精盐、黄酒、味精、酱油、葱段、生姜片各适量。先将母鸡洗净，掏去内脏，切成块备用，黄花菜用温水泡发洗净，锅置火上，倒入适量植物油，将鸡块下锅爆炒，炒至水干时加酱油继续煸炒，加适量清水、精盐、黄酒、葱段、生姜片，炖至鸡肉熟烂，加入黄花菜继续炖熟透入味，加味精调味即可。

2 黑木耳炒黄花菜

黑木耳20克，黄花菜80克，精盐、味精、葱花、花生油、湿淀粉、素鲜汤各适量。将木耳放入温水中泡发，去杂洗净，撕成小片；将黄花菜用冷水泡发，去杂洗净，挤去水分，切成小段。锅置火上，放花生油烧至七成热，放入葱花爆香，放入黄花菜段、木耳煸炒，加入素鲜汤、精盐、味精煸炒至木耳、黄花菜熟而入味，用湿淀粉勾芡，即可。

挑选保存

晒干的黄花菜，人们常常称之为“原菜”。用焦亚硫酸钠等化学物质加工过的黄花菜称为“药菜”，前者颜色老黄，后者呈非常鲜艳的黄色。散装黄花菜多为“药菜”，食用后对人体非常有害。建议去大超市购买正规厂家生产的袋装品。优质黄花菜可从色泽、身条、干潮、柔韧度和气味等方面进行辨别：

用眼睛看：如果菜条黄亮、条长而粗壮、条杆均匀，说明质量不错。把花朵掰开看花蕾，如果花粉量多，花蕊较新鲜，是新货；反之是陈货。

用手感觉：抓起一把黄花菜，如果柔软而富有弹性，手握成团，手松开能很快松散者，说明较干燥为好；松手时有黏手现象，说明已开始霉烂，不建议购买。

用鼻子闻：新鲜优质的黄花菜有清香味，如有硫磺气味，是过熏货；有霉气味，是变质货；有烟味，是烘熔过度，都不建议购买。

新鲜黄花菜要晒干后方可保存食用。干黄花菜装入袋中，放在通风处可保存半年左右，但要避免受潮，否则变质就无法食用。

饮食宜忌

黄花菜不宜鲜食，因为新鲜黄花菜中含有秋水仙碱（一种化合物，有剧毒），进入人体后容易被氧化而产生有毒的氧化二秋水仙碱。而秋水仙碱能溶于水，加热后这种毒素就可以被破坏掉。因此，吃鲜黄花菜最好用沸水焯一下，再用清水泡一小时左右，然后再炒食才比较安全。

十全十美的食物——土豆

在瑞典的哥德堡市中心的一个小广场上，矗立着一座青铜塑像。这个塑像人物神情淡然，骨骼粗大，腼腆，下巴上有一道沟壑。这是哥德堡的一处名胜，俗称吃土豆者的塑像。这个塑像在瑞典的闻名程度就像美国的山姆大叔一样，他就是非常著名的吃土豆者——约拿斯·阿尔斯特鲁玛。

认识土豆

土豆也称马铃薯、山药蛋等，原产南美高山地带，是欧美许多国家的传统食品，现在已经是世界性的蔬菜之一。土豆中含有丰富的营养物质，而且易被人体消化吸收，在补充人体所需物质的同时，还能预防肝脏、肾脏、心血管系统疾病，避免过度肥胖。因此，国外有的营养学家认为它是“十全十美的食物”，法国人更将其誉为“地下苹果”。

话说营养

热量（千卡）	三大营养			胆固醇（毫克）	膳食纤维（克）	矿物质								
	蛋白质（克）	脂肪（克）	碳水化合物（克）			钙（毫克）	铁（毫克）	磷（毫克）	钾（毫克）	钠（毫克）	铜（毫克）	镁（毫克）	锌（毫克）	硒（微克）
88	2.1	0.2	24.9	0	1.1	10	0.8	45	302	0.7	0.12	16	0.38	0.74

维生素						
维生素A(微克)	维生素B_1（毫克）	维生素B_2（毫克）	维生素B_6（毫克）	维生素B_{12}（毫克）	维生素C（毫克）	维生素D（毫克）
5	0.05	0.03	0.18	0	0	0
维生素E（微克）	生物素（微克）	维生素K（微克）	维生素P（微克）	胡萝卜素（微克）	叶酸（微克）	泛酸（毫克）
0.25	0	0	0	10	21	1.3

1.有强身益肾、活血消肿等功效

土豆性平，味甘，有和胃调中、益气健脾、强身益肾、消炎、活血消肿等功效，可辅助治疗消化不良、习惯性便秘、神疲乏力、慢性胃痛、关节疼痛、皮肤湿疹等症。

2.保持血管弹性

土豆能供给人体大量有特别保护作用的黏液蛋白，它还能保持消化道、呼吸道以及关节腔、浆膜腔的润滑，预防心血管系统的脂肪沉积，保持血管弹性，有利于预防动脉粥样硬化的发生。土豆同时又是一种碱性蔬菜，能中和体内代谢后产生的酸性物质，调节体内酸碱平衡，从而达到美容、抗衰老的作用。

3.瘦身减肥

土豆是低热量、高蛋白，含有多种维生素和微量元素的食品，是理想的减肥食品。

4.降低血糖

土豆淀粉在体内被吸收的速度缓慢，不会导致血糖过高，是糖尿病患者的食疗佳品。

5.通便

土豆含有大量的膳食纤维，有促进胃肠蠕动和加速胆固醇在肠道内代谢的功效，有通便和降低胆固醇的作用。

6.降低中风发病率

科学证明，含钾高的食物可以降低中风的发病率，而100克土豆含钾高达342毫克，因此每周吃5-6个土豆可使中风危险下降40%。

这样吃

1 番茄土豆牛肉汤

新鲜番茄50克，土豆150克，卷心菜50克，煮牛肉原汤750克，葱姜末、精盐、香油各适量。先将土豆洗净去皮，切成小丁；卷心菜洗净，切小滚刀块；番茄洗净后先用开水焯烫一下，剥去皮，切成小丁。汤锅置火上，倒入牛肉汤，把准备好的材料放进去，汤烧开后撇去浮沫，放入精盐调味，一直把土豆煮烂即可。

2 椒盐土豆片

取土豆300克，植物油、花椒、精盐适量。先把土豆洗净削皮，切成薄片，放凉水中浸泡一会，然后取出沥干水分。锅置火上，花椒和盐一并放入锅中，慢慢炒出香味。取出晾凉后，用擀面杖研碎。锅置火上，倒入植物油，八成热时，放入土豆片开始炸，直到把土豆片炸成金黄酥脆方可出锅，等土豆片冷却后撒上花椒盐即可食用。这道菜香脆可口，非常适宜做下酒菜。但是油炸食品，不建议常吃，心血管病的老人最好不要吃。

挑选保存

一般情况下，品质优良的土豆肥大而匀称，皮脆薄而干净，没有糙皮，无病变，无虫咬和机械外伤，不萎蔫、不变软，没有发酵酒精气味，不发芽，不变绿，建议选购这样的土豆。反之，则为劣质。

保存土豆的方法比较简单，准备一个旧的纸盒子，在纸箱中放进几个未成熟的苹果，再放入土豆，这种方法可以将土豆放很长时间。原因就是青苹果会散发出一些乙烯气体，乙烯气体对长期保存土豆有好处。在保存过程中，一定要避免阳光照射，另外要定期翻动、检查。

饮食宜忌

土豆切开后容易被氧化变黑，属正常现象，不会对身体造成伤害。人们经常把切好的土豆片、土豆丝放入水中，这是为了去掉过多的淀粉以便烹饪，但应注意不要泡得太久而使营养流失。

土豆含有一种有毒的生物碱成分，人体大量摄入后，会引起中毒、恶心、腹泻等不良反应，这种有毒物质，通常集中在表皮中，因此食用时一定要去皮。关节炎患者禁止食用土豆。

小贴士：

有两种土豆绝对不能吃：一是发芽的，二是皮变绿的。这两种土豆在皮层和芽眼附近会形成有毒物质龙葵碱。在正常情况下，土豆中龙葵碱的含量最低，但是在发芽土豆的芽眼和变绿的表皮层中，龙葵碱的含量很高，吃了会中毒，中毒症状为喉部有瘙痒、灼烧感，继而呕吐、发热、昏迷、呼吸困难等。这种物质即使煮熟后也不易被破坏，所以发芽的、变绿的土豆绝对不能吃，只能扔掉。

小贴士：

当年新鲜的土豆一般皮比较薄，食用前如果用小刀削皮既费时间还会削去果肉，造成不必要的浪费。那有没有针对新土豆的去皮方法呢？当然有。准备一个棉质的小布袋，装入一个洗净的新土豆，系上口，像揉搓衣服一样用手揉搓布袋，这样就能很轻松的把土豆皮去掉，而且还不会造成额外的浪费。

家庭保健医生——姜

姜不仅是一种极为重要的调味品，也可作为蔬菜单独食用，而且还是一味重要的中药材。它可将自身的辛辣味和特殊芳香渗入到菜肴中，使之鲜美可口，味道清香。

认识姜

姜又名生姜、地辛，原产地在印度和马来西亚，但很早就引入我国，在我国有着悠久的栽培历史。民间有句俗话说："冬吃萝卜夏吃姜，不用医生开药方"，这足以说明姜的药用价值之大，范围之广，称得上是贴心的"家庭保健医生"。

话说营养

热量（千卡）	三大营养			胆固醇（毫克）	膳食纤维（克）	矿物质								
	蛋白质（克）	脂肪（克）	碳水化合物（克）			钙（毫克）	铁（毫克）	磷（毫克）	钾（毫克）	钠（毫克）	铜（毫克）	镁（毫克）	锌（毫克）	硒（微克）
66	1.3	0.6	10.3	0	2.7	27	1.4	25	295	14.9	0.14	44	0.34	0.56

维生素						
维生素A (微克)	维生素B_1（毫克）	维生素B_2（毫克）	维生素B_6（毫克）	维生素B_{12}（毫克）	维生素C（毫克）	维生素D（毫克）
30	0.02	0.03	0.13	0	5	0
维生素E（微克）	生物素（微克）	维生素K（微克）	维生素P（微克）	胡萝卜素（微克）	叶酸（微克）	泛酸（毫克）
0	0	0	0	0.18	8	0.6

1.刺激食欲

姜能刺激食欲，增加饭量，俗话说"饭不香，吃生姜"就是这个道理。

2.止呕

传统上生姜是治疗恶心、呕吐的中药，有"呕家圣药"之誉。

3.解毒杀菌

生姜具有解毒杀菌、去寒除腥的作用。一般在吃松花蛋或鱼蟹等水产时，放上一些姜末、姜汁，能达到上述功效。

4.促进血液流通

姜具有促进血液流通、驱散寒邪的作用。在着凉、感冒时熬些姜汤，能起到很好的预防、治疗作用。

5.抗衰老

人体在进行新陈代谢时会不断产生一种有害物质，即氧自由基，这种氧化过程会使机体发生癌变和衰老，生姜中的姜辣素在人体内能产生一种抗氧化酶，它有很强的抑制氧自由基的作用，比维生素E还要强得多。所以，经常食姜能抗衰老，老年人吃生姜还可祛除“老年斑”。

这样吃

1 姜汁菠菜

取菠菜250克，生姜25克，精盐、麻油、味精、醋、花椒油各适量。先将菠菜择洗干净，放入开水中焯烫一下捞出，沥干水分，晾凉后切成长段。生姜去皮洗净，切细末，加精盐、麻油、味精、醋、花椒油、凉开水拌匀成姜汁。把菠菜放平盘中，加姜汁拌匀即可食用。

2 姜葱鲤鱼

鲤鱼1条，姜、葱段、蒜末各适量，清汤、胡椒粉、味精、精盐、湿淀粉、花生油各适量。鲤鱼洗净，去掉内脏，锅置火上，倒适量油，烧至六成热时放鲤鱼，鱼身略煎一下，盛出待用。锅中留底油烧热，放入葱、姜、蒜爆香，放清汤、胡椒粉、盐和鲤鱼一起下锅炖熟后出锅盛盘，将原汁撒味精，加入湿淀粉勾芡，淋在鱼上即可食用。

挑选保存

挑选生姜时，一般茎块肥厚，表皮新鲜光洁的是品质较优的。新鲜的生姜最好不要放在冰箱里保存。保存时要注意防冻、防脱水、防腐烂，最好密封后放置在室内避光、通风的地方。

饮食宜忌

每次吃姜不宜过多，以免人体吸收大量姜辣素。因为在经肾脏排泄过程中姜辣素会刺激肾脏，并产生口干、咽痛、便秘等上火症状。烂姜、冻姜不要吃，因为姜变质后会产生一种致癌物。由于姜性质温热，有解表功效，若作为食疗应用时，只能在受寒的情况下食用，有内热者慎用。

抗癌益智菇——金针菇

很多人都知道《聪明的一休》这部日本动画片，都喜欢一休的聪明才智和机灵劲儿。金针菇能有效地增强机体的生物活性，促进体内新陈代谢，有利于食物中各种营养素的吸收和利用，对生长发育也大有益处，因而有“增智菇”、“一休菇”的美称。

认识金针菇

金针菇又名金钱菇、朴菇等，是小型伞菌目食用菌类，多产于秋末春初。金针菇肉质脆嫩、味道鲜美，不仅营养极其丰富，还有很高的药用价值，特别是在促进智力发育和抗癌等方面，效果尤为显著。因此，金针菇又有“抗癌益智菇”的美称。

话说营养

热量（千卡）	三大营养			胆固醇（毫克）	膳食纤维（克）	矿物质								
	蛋白质（克）	脂肪（克）	碳水化合物（克）			钙（毫克）	铁（毫克）	磷（毫克）	钾（毫克）	钠（毫克）	铜（毫克）	镁（毫克）	锌（毫克）	硒（微克）
22	20.4	0.4	6	0	2.7	0	1.4	97	195	4.3	0.14	17	0.39	0.28

维生素						
维生素A(微克)	维生素B_1（毫克）	维生素B_2（毫克）	维生素B_6（毫克）	维生素B_{12}（毫克）	维生素C（毫克）	维生素D（毫克）
5	0.15	0.19	0.12	0	2	1
维生素E（微克）	生物素（微克）	维生素K（微克）	维生素P（微克）	胡萝卜素（微克）	叶酸（微克）	泛酸（毫克）
1.14	0	0	0	30	75	1.4

1.抗癌

金针菇性寒，味甘、咸，具有补肝、益肠胃，抗癌的作用。

2.促进智力发育

金针菇中赖氨酸锌的含量较高，有促进儿童智力发育和健脑的作用。

3.促进新陈代谢

金针菇能有效地增强机体生物活性，促进体内新陈代谢，有助于人体对食物中各种营养素的吸收和利用，对人体生长发育十分有利。

4.预防肝病

经常食用金针菇，可以预防肝脏病及胃、肠道溃疡。

5.抑制血脂升高

金针菇是一种高钾低钠食品，可抑制血脂升高、降低胆固醇、防治心脑血管疾病，所以比较适合高血压患者、肥胖者和中老年人食用。

6.抵抗疲劳

金针菇具有抵抗疲劳、抗菌消炎、清除重金属盐类物质及抗肿瘤的作用。

这样吃

1 金针菇炒鸡肉丝

取金针菇200克，鸡胸肉150克，冬笋50克，葱、姜、盐、料酒、味精、鸡汤各适量。先把金针菇择洗干净；将鸡胸肉洗净、切成丝；冬笋切细丝备用，葱、姜也切成丝。炒锅置于火上，加植物油，烧至七成热时放葱、姜丝爆香，随即加入鸡丝炒至八九成熟，再放入冬笋丝、料酒、味精、鸡汤，翻炒后烧沸。再加入金针菇、精盐、翻炒至熟，淋入香油出锅即可。

挑选保存

市场上金针菇以鲜品和罐制品为主。新鲜的金针菇宜选择：未开伞，鲜嫩，菌柄15厘米左右，均匀整齐，无褐根，基部少粘连的。无论鲜品还是罐制品，颜色格外金黄发亮可能是添加了其他有害物质，最好不要购买。

保存金针菇有冷藏法和晒干法。冷藏法：将金针菇装入保鲜袋后放入冰箱内冷藏，可保存3–5天。晒干法：先将鲜菇放在开水中烫3分钟后再置于烈日下暴晒晒干，然后用塑料袋包装贮存，此种方法能使金针菇保存30天左右。

饮食宜忌

金针菇适合气血不足、营养不良的老人和儿童食用。但金针菇性寒，脾胃虚寒者不宜多吃。

小贴士：

新鲜的金针菇中含有秋水仙碱，人食用后，会有咽干、恶心、呕吐、腹痛等中毒症状。秋水仙碱易溶于水，充分加热会被破坏，所以食用金针菇前，最好先用冷水浸泡2小时，烹调时要把金针菇煮软、煮熟，使秋水仙碱遇热分解。凉拌时，除了用冷水浸泡，还需用沸水烫至熟透。

华南四大名果——菠萝

菠萝是有名的热带水果，原产地在美洲的巴西，16世纪传入我国，现在主要生长在广东、广西和海南等地，与香蕉、荔枝和柑橘并称为华南的“四大名果”。

认识菠萝

菠萝，学名凤梨，也叫黄梨、番梨等，是一种热带植物。国内的菠萝以广东黄登的最为著名，那里的菠萝肉厚、个头大且味甜如蜜，是具有岭南特色的新品种。

话说营养

热量（千卡）	三大营养			胆固醇（毫克）	膳食纤维（克）	矿物质								
	蛋白质（克）	脂肪（克）	碳水化合物（克）			钙（毫克）	铁（毫克）	磷（毫克）	钾（毫克）	钠（毫克）	铜（毫克）	镁（毫克）	锌（毫克）	硒（微克）
42	0.5	0.1	9.4	0	1.3	12	0.6	9	113	0.8	0.07	8	0.14	0.24

维生素						
维生素A(微克)	维生素B_1（毫克）	维生素B_2（毫克）	维生素B_6（毫克）	维生素B_{12}（毫克）	维生素C（毫克）	维生素D（毫克）
33	0.04	0.02	80	0	24	1
维生素E（微克）	生物素（微克）	维生素K（微克）	维生素P（微克）	胡萝卜素（微克）	叶酸（微克）	泛酸（毫克）
0	51	0	0	80	11	0.28

1.健胃消食

菠萝不仅甜美芳香，具有健胃消食、止咳和利尿的作用，是治疗气管炎、慢性胃炎的理想果品。

2.开胃助消化

墨西哥人把菠萝制成药酒，用于开胃助消化。《美洲百科全书》中说，将未熟的菠萝取汁饮用还能驱治体内的寄生虫。

3.清热解暑

我国传统中医认为，菠萝性平、味甘，具有清热解暑、消食止泻等功效。主治中暑、支气管炎、口干咽燥、心烦不安、咽喉肿痛、肠炎腹泻等症。

4.消除炎症

菠萝中含有一种叫做“菠萝蛋白酶”的物质，能够分解纤维蛋白和酪蛋白。菠萝蛋白酶除具有促进消化作用外，还能将阻塞于组织中的纤维蛋白和血块溶解，可用于治疗炎症、水肿和血肿。人们现在已经从菠萝汁中提取了这种物质，制成了菠萝蛋白酶片，作为改善人体局部循环、消除炎症的药物。

5.利尿

菠萝所含的糖类、酶类和盐有利尿作用，对肾炎、高血压和气管炎均有一定的治疗作用。菠萝所含的维生素B，能有效滋养肌肤，防止皮肤干裂，滋润头发的光亮,同时也可以促进人体新陈代谢，消除疲劳。菠萝中含有的大量食物纤维可促进排便。

这样吃

1 菠萝布丁

鸡蛋3个，牛奶200毫升，鲜奶油80毫升，椰蓉100克，白糖40克，新鲜菠萝2片。将牛奶、鲜奶油、椰蓉、白糖放入锅里，小火加热5分钟后熄火加盖，焖5-6分钟；将鸡蛋和少许牛奶混合，用滤网过滤一次。布丁浆倒入耐热容器中，在容器中加入大约一半的水，用烤箱烤35-40分钟。烤好后将切好的菠萝块放上去，再撒点椰蓉即可。

2 菠萝炒鸡片

菠萝150克，鸡肉100克，青瓜10克，红椒1个，花生油20克，白糖30克，番茄酱30克，醋10克，精盐5克，湿淀粉少许。将鸡肉、菠萝、青瓜、红椒切片，鸡肉加少许生粉、绍兴黄酒腌10分钟左右。将油烧热，放入青瓜片、红椒片、菠萝片、白糖、番茄酱、醋、精盐炒至红色，然后加入腌好的鸡片，用湿淀粉勾芡翻炒数次，淋入麻油出锅即可。

挑选保存

选购菠萝时，味香且手感比较重的，用手指稍稍弹一下皮能发出清脆声音的是质量比较好的，建议选购。如果用目测，优质的菠萝大小均匀适中，果形端正，芽眼数量少。一般成熟的菠萝外皮呈现淡黄色，两端略带青绿色；不成熟的菠萝外皮色泽铁青或略有褐色，过度成熟的菠萝通体金黄色。用手感觉的话，挺括而微软的是成熟度好的，建议选购。而成熟度不好的菠萝坚硬无弹性，过度成熟的菠萝过陷甚至凹陷。从口味上讲，优质的菠萝软硬适度，酸甜适口，果蕊小而纤维少，口味甜美；劣质菠萝果肉脆硬，有粗纤维感或者软烂，可食部分少，汁液、甜味和香气均少，有较浓重的酸味。

没有削皮的菠萝可在常温下保存一周左右。如果削皮了，则要装入保鲜袋中，抽去空气，真空冷藏，隔天最好吃掉。

饮食宜忌

菠萝含糖高，糖尿病人禁食。患有湿疹和疥疮的皮肤病患者，也不宜多吃菠萝。

由于菠萝中的蛋白酶是一种致敏物质，容易使有过敏体质者食后引起恶心、呕吐、腹泻、腹疼、头疼、皮肤潮红、奇痒、四肢和口舌发麻，严重者会呼吸困难，甚至休克，医学称为“菠萝过敏”。因此，有过敏史者不要食菠萝。一旦发生菠萝过敏，可用葫芦茶30 克煎水服，用菠萝煎水外洗，严重者应送医院诊治。

食菠萝时要削去果皮、鳞目毛、果丁，将果肉用盐水浸泡或蘸食盐、酱油食用。

岭南万寿果——木瓜

传统文化、诗歌中所提到的木瓜，如《诗经》中的名句“投我以木瓜，报之以琼琚”。

认识木瓜

木瓜又名乳瓜、番瓜、番木瓜，早在南朝时期，木瓜就已经成了朝廷的贡果，在我国，已经有2000多年的栽培历史。木瓜是我国岭南四大名果之一，有着“百易之果”、“水果之皇”、“万寿瓜”的雅称。《本草纲目》中对木瓜的药用功效作了详细的阐述，现代科学研究也发现，木瓜富含多种维生素和氨基酸，有很好的营养保健功效。

话说营养

热量（千卡）	三大营养			胆固醇（毫克）	膳食纤维（克）	矿物质								
	蛋白质（克）	脂肪（克）	碳水化合物（克）			钙（毫克）	铁（毫克）	磷（毫克）	钾（毫克）	钠（毫克）	铜（毫克）	镁（毫克）	锌（毫克）	硒（微克）
27	0.4	0.1	7	0	0.8	17	0.2	12	18	28	0.03	9	0.25	1.8

维生素						
维生素A（微克）	维生素B_1（毫克）	维生素B_2（毫克）	维生素B_6（毫克）	维生素B_{12}（毫克）	维生素C（毫克）	维生素D（毫克）
145	0.01	0.02	10	0	43	0
维生素E（微克）	生物素（微克）	维生素K（微克）	维生素P（微克）	胡萝卜素（微克）	叶酸（微克）	泛酸（毫克）
0.3	38	0	0	0.87	44	0.42

明代李时珍的《本草纲目》中有“木瓜处处有之，而宣城者为佳”的记载。木瓜作为一种常用中药，味酸、温，入肝、脾经，有平肝舒筋、和胃化湿之功效。俗语有“杏一益，梨二益，木瓜百益”之说,中医认为木瓜有舒筋、活络、健脾开胃、舒肝止痛、祛风除湿之功效,可用于预防和治疗风湿病、霍乱、痢疾、肠炎、脚气病及维生素C缺乏症等。

现代营养学研究发现：

1.健脾消食

木瓜中有一种酵素，能够消化蛋白质，有利于人体对食物的消化和吸收，此外，这种酵素还能帮助分解摄入的肉食，分担肠胃负担，让多余的脂肪排出体外，对健身美体有很好的功效。

2.抗肿瘤

木瓜独有的木瓜碱有抗肿瘤的功效，能够阻止亚硝酸胺在人体内的合成，对淋巴性白血病有很好的防治功效。

3.促进乳腺发育

木瓜酶对乳腺发育很有益。女性产后缺乳可以吃木瓜，木瓜有催乳的功效。女性要想丰胸润肤，也可以常吃木瓜。

这样吃

1 木瓜鲫鱼汤

木瓜半个，鲫鱼1条，葱、姜、胡椒粉、盐、味精适量。先将鲫鱼去磷、腮、内脏后洗干净备用。木瓜洗净后削皮切成小块。锅置火上，倒入油，烧至七八成热时放入鲫鱼，把鱼两面都煎黄后，捞出来备用。准备好砂锅，将木瓜和鲫鱼一起放入砂锅内，放适量清水，加入葱、姜、盐，大火烧开，烧开后改用小火炖一个小时左右，最后加入调料即可。

挑选保存

木瓜分为两种：青木瓜和熟木瓜。青木瓜表皮为青色，久放不变色，瓤为乳白色，有少许珍珠状白色籽。熟木瓜表皮为青色或橙黄色，放置室温下青色会转为橙黄色并伴有色斑出现，瓤为浅至深橙色，籽为黑色。

好的青木瓜表皮光滑，无色斑。熟木瓜要挑手感很轻的，这样的木瓜果肉表皮较甘甜。手感沉的木瓜一般还未完全成熟，口感有些苦。木瓜的果皮一定要亮，橙色要均匀，不能有色斑。挑木瓜的时候要轻按其表皮，表皮很松的质量不佳。

成熟的木瓜果肉很软，不易保存，购回后要立即食用。若不是马上食用，则可选购尚未熟透的木瓜，只要将木瓜放置通风阴凉处，待果蒂处渐软即可食用。

饮食宜忌

木瓜含有机酸较多，凡胃酸过多者不宜服用；小便不利或小便短赤涩痛者也不宜服用；精血虚而真阴不足者亦不宜服用。木瓜不可多食，多食则损齿及骨骼。孕妇不宜多吃番木瓜，因其中含有兴奋子宫的成分，吃过多会引起流产。有小部分人对番木瓜有过敏反应，第一次吃的时候要特别注意。

热带果王——芒果

据说，在远古的印度，有个虔诚的信徒将自己的芒果园献给了释迦摩尼，让他在树下休息。至今，在印度的佛教和印度教的寺庙中，仍能见到芒果树的叶子、花朵和果实的图案。印度教徒有个美妙的比喻，他们认为芒果花的五个花瓣代表爱神的五支箭，他们用芒果来供奉女神萨拉斯瓦蒂。后来，唐朝高僧玄奘法师将芒果从印度带到中国，随后又慢慢传到泰国、马来西亚等东南亚国家。

认识芒果

芒果的外形鲜艳可爱，有特殊的香气，主要产于热带、亚热带地区。芒果外形有鸡蛋形、圆形、肾形、心形等。芒果皮色有浅绿色、黄色、深红色等。芒果果肉为黄色，味道酸甜，汁液多，果核较大。芒果营养丰富，被誉为“热带水果之王”。

话说营养

热量（千卡）	三大营养			胆固醇（毫克）	膳食纤维（克）	矿物质								
	蛋白质（克）	脂肪（克）	碳水化合物（克）			钙（毫克）	铁（毫克）	磷（毫克）	钾（毫克）	钠（毫克）	铜（毫克）	镁（毫克）	锌（毫克）	硒（微克）
32	0.6	0.2	8.3	0	1.3	—	0.2	11	138	2.8	0.06	14	0.09	1.44

维生素						
维生素A(微克)	维生素B_1（毫克）	维生素B_2（毫克）	维生素B_6（毫克）	维生素B_{12}（毫克）	维生素C（毫克）	维生素D（毫克）
150	0.01	0.04	0.13	—	23	—
维生素E（微克）	生物素（微克）	维生素K（微克）	维生素P（微克）	胡萝卜素（微克）	叶酸（微克）	泛酸（毫克）
1.21	12	—	120	8.05	8.4	0.22

1.益视力、滋润皮肤

芒果中的胡萝卜素含量极高，有益视力的功效，而且能滋润皮肤，是爱美女性的美颜水果。

2.防治心血管病

芒果的糖类及维生素含量丰富，芒果中的维生素C可降低胆固醇、甘油三酯，常吃芒果可以不断补充体内维生素C的消耗，有利于防治心血管疾病。

3.延缓细胞衰老

芒果中含有一种叫做芒果甙的物质，能够延缓细胞衰老、提高脑功能。它还有祛痰止咳的功效，对咳嗽、痰多、气喘等症有辅助治疗的功效。

4.防治结肠癌

芒果中含有芒果酮酸等化合物，具有抗癌的药理作用。芒果汁还能增加胃肠蠕动，使粪便在结肠内停留时间缩短，因此吃芒果对防治结肠癌有很大作用。

5.止呕

芒果对眩晕症、美尼尔综合征、高血压眩晕、恶心呕吐等有辅助治疗的作用。

这样吃

1 芒果茶

芒果100克，冰糖30克。将新鲜的芒果去蒂洗净，连着皮切成片，放入锅中，加入冰糖，用水煎煮20分钟，过滤汁液当作茶饮。

挑选保存

芒果要选择皮质细腻且颜色深黄的，这样的芒果是新鲜而且熟透的。有些芒果果皮青绿色，那是没有完全熟透的表现，而有些芒果表皮皱褶，样貌实在不佳，但这样的才是最甜的。芒果不怕存放，存放一段时间后，芒果中的水分蒸发，这时候的芒果更加香甜且口感润滑。但需要注意的是，存放应通风透气。

饮食宜忌

过敏体质的人慎吃芒果。芒果性带湿毒，患有皮肤病或肿瘤的人要禁食。芒果富含植物蛋白，不宜多吃，多吃对肾脏不利，还会使皮肤发黄，患黄病。芒果含糖量较高，糖尿病患者忌食。

全身都是宝——甜橙

《本草拾遗》记载，甜橙："性温、味辛、微苦；开胃行气、通便利尿、化痰止呕、醒酒解毒。"

认识甜橙

橙子分为酸、甜两种，酸橙几乎没法食用，所以我们这里说的只是甜橙。甜橙的种类很多，有脐橙、冰糖橙、血橙等等。橙子含有丰富的维生素、矿物质、柠檬酸、橙皮甙、醛和烯类物质，对满足人体所需的营养非常有益。橙皮也称陈皮，是一种名贵的药材，有强健脾胃的功效。

话说营养

热量（千卡）	三大营养			胆固醇（毫克）	膳食纤维（克）	矿物质								
	蛋白质（克）	脂肪（克）	碳水化合物（克）			钙（毫克）	铁（毫克）	磷（毫克）	钾（毫克）	钠（毫克）	铜（毫克）	镁（毫克）	锌（毫克）	硒（微克）
4	0.8	0.2	11.1	0	0.6	20	0.4	22	159	1.2	0.03	14	0.14	0.31

维生素						
维生素A (微克)	维生素B_1（毫克）	维生素B_2（毫克）	维生素B_6（毫克）	维生素B_{12}（毫克）	维生素C（毫克）	维生素D（毫克）
27	0.05	0.04	0.06	—	33	—
维生素E（微克）	生物素（微克）	维生素K（微克）	维生素P（微克）	胡萝卜素（微克）	叶酸（微克）	泛酸（毫克）
0.56	61	—	500	0.16	34	0.28

1.增强抵抗力

新鲜的甜橙果实中含有橙皮甙，可有效降低毛细血管脆性，防止微血管出血。甜橙中含有的丰富的维生素C、维生素P及各种有机酸，对人体新陈代谢有明显的调节和抑制作用，可以增强人体的抵抗力。

2.止咳化痰

橙皮具有宽胸降气、止咳化痰的作用。试验表明，橙皮含0.93%-1.95%的橙皮油，对慢性气管炎有效。甜橙果实所含那可丁，具有与可待因相似的镇咳作用，且无中枢抑制现象，无成瘾性。

3.减少心血管发病率

甜橙所榨出的橙汁所含的类黄酮和柠檬素成分，可以促进血液中高密度脂蛋白的增加，降低低密度脂蛋白的含量，从而减少患心血管疾病的几率，并运送“坏”的低密度脂蛋白到体外。

4.抑制皮肤衰老

甜橙可以促进面部肌肤美白，因为橙子中富含维生素C等多种美白元素，可淡化面部肌肤斑痕，防止黑色素沉积，从而使面部肌肤细嫩光洁，富有弹性。此外，维生素C还具有一定的抗氧化性能，能够破坏自由基的活性，达到抑制皮肤衰老的功效。

这样吃

1 鲜橙饮

鲜橙2个，冰水半杯。将鲜橙皮剥去，压榨出果汁，将橙汁兑入冰水中，一杯酸甜适口的鲜橙饮就制作好了。

挑选保存

在选购橙子时，并不像其他水果要选择表皮光滑的，原生态的橙子一般表皮破孔较多，比较粗糙，只有经过美容的甜橙才会表皮光滑。此外，在购买甜橙时，不妨自带纸巾去擦一擦橙皮，因为有些不法商贩为了使甜橙看起来外观美，会往橙皮上涂色素，用纸巾擦拭一下，如果有色素会在纸巾上留下颜色。

找一个纸盒子，将甜橙挨个摆放好，在阴凉通风处可存放一个月左右。

饮食宜忌

甜橙含有有机酸成分，会刺激胃黏膜，饭前或空腹时不要食用。

吃甜橙前不要喝牛奶，牛奶蛋白遇到果酸会凝固，影响消化吸收。

甜橙味道极佳，但不宜吃太多。过多食用甜橙会引起中毒，出现皮肤变黄、恶心、呕吐等“橘子病”症状，医学上称之为“胡萝卜素血症”，需立即停止进食，一般不需要治疗。

智慧之果——香蕉

香蕉有很多美丽的称号，在国外被称为“圣果”，欧洲人称它为“快乐水果”。相传，佛祖释迦摩尼因为吃香蕉而获得了智慧，后世人们也把香蕉称为“智慧之果”。

认识香蕉

香蕉的香味清幽、肉质软糯、甜蜜爽口，是很多人都喜欢吃的水果之一，因为可以长期储存，几乎一年四季都能看到香蕉的身影，香蕉与苹果、梨子和柑橘一起并称为世界“四大水果”。香蕉的营养高、热量低，含有丰富的磷、蛋白质、维生素和微量元素钾，而且其膳食纤维含量也较高，是一流的营养保健品。

话说营养

热量（千卡）	三大营养			胆固醇（毫克）	膳食纤维（克）	矿物质								
	蛋白质（克）	脂肪（克）	碳水化合物（克）			钙（毫克）	铁（毫克）	磷（毫克）	钾（毫克）	钠（毫克）	铜（毫克）	镁（毫克）	锌（毫克）	硒（微克）
91	1.4	0.2	20.8	0	1.2	7	0.4	28	256	0.8	0.14	43	0.18	0.87

维生素						
维生素A (微克)	维生素B_1（毫克）	维生素B_2（毫克）	维生素B_6（毫克）	维生素B_{12}（毫克）	维生素C（毫克）	维生素D（毫克）
10	0.02	0.04	0.38	—	8	—
维生素E（微克）	生物素（微克）	维生素K（微克）	维生素P（微克）	胡萝卜素（微克）	叶酸（微克）	泛酸（毫克）
0.24	76	—	500	0.06	26	0.7

1.减肥

香蕉几乎含有所有的维生素、矿物质以及丰富的膳食纤维，而且热量都很低，因此，香蕉成了爱美女性减肥的最佳水果。

2.镇静

德国帕德尔教授研究认为，香蕉含有一种能帮助人脑产生羟色胺（一种化合物，具有调节情绪的作用）的物质，可以使人的心情变得安宁、快乐，甚至可以减轻疼痛。荷兰科学家认为，最合营养标准的水果是香蕉，它能帮助人体制造“开心激素”，减轻心理压力，解除忧郁，睡前吃香蕉，还具有镇静的作用。

3.降低血压

美国科学家研究证实：连续1周每天吃2根香蕉，可使血压降低10%。如果每天吃5根香蕉，降压效果相当于降压药日服用量产生效果的50%。因此，香蕉具有非常棒的预防中风和高血压、降低血压和保护血管的作用。

4.使皮肤光滑细腻

香蕉皮对某些真菌或细菌感染有灭杀作用，把香蕉皮敷在炎症疮面上会有意想不到的收敛效果。香蕉对皮肤皲裂也有非常棒的效果，还能使皮肤光滑细嫩。

这样吃

1 香蕉片

香蕉3根，奶粉30克，色拉油适量。将香蕉去皮按压成泥，放入盆中，加入奶粉及清水混合均匀，然后将香蕉泥摊入平底锅中，上火加热数分钟，等其凝结后取出，切成片。另外选一个干净的锅放置在火上，倒入色拉油，放入香蕉片，炸至浅黄色酥脆即可出锅。

挑选保存

挑选香蕉主要看外形、看颜色和闻气味。从外形上看，优质的香蕉果柄短，弯曲呈月牙状，果皮上有5-6个棱。从颜色上看，未成熟的香蕉是青绿色，成熟后变成黄色，并带有褐色斑点，果皮厚度适中，果肉呈黄白色，横断面近圆形。从气味上辨别，优质的香蕉香味浓郁，味道甜美。

买香蕉的时候，最好选稍生的，如果临时想吃，可以把香蕉和苹果同时放在一个袋子里，扎起袋口，香蕉能在几个小时内变熟。如果买的是比较熟的香蕉，可以把它吊挂在阴凉的地方，这样能多存放几天。香蕉不要放在冰箱内存放。

饮食宜忌

香蕉可以清热通便、润肺镇咳，凡是遇虚火上炎、大便秘结、痰多咳嗽等症时，可以适当多吃香蕉。胃酸过多的人不要吃香蕉，胃痛、消化不良的患者也不要吃香蕉。

第四章 健康瘦身的黑色蔬果

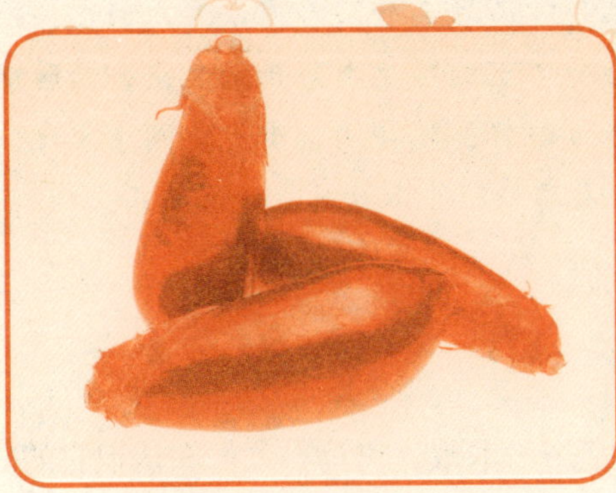

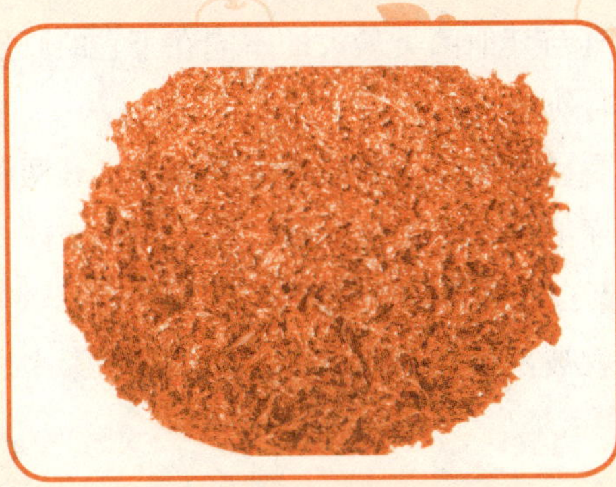

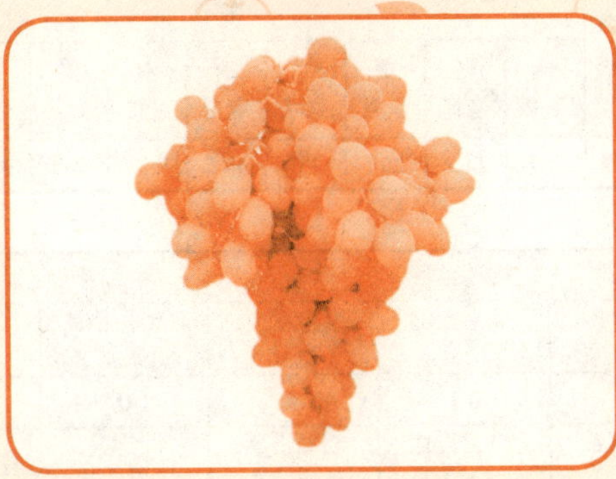

素中之荤——黑木耳

说起黑木耳，我们想到的往往是东北大木耳，尤其是野生的。其实黑木耳是我国的特产，除东北各省以外，湖北、陕西、四川及西北等地都有，最好的则产自湖北。

中国自古代开始，就有食用黑木耳的习惯，先人们把那些生长在花栗木、槐木和桑木等朽木上的黑色木耳采来食用，那时候基本上都是野生的，并且质量也很好，现在比较少见。到了现代，智慧的人们学会了用棉籽壳、木屑和秸秆为原料，栽培木耳， 从而满足大众对木耳的需求。

认识黑木耳

黑木耳，还有另外的名字——木蛾、树鸡。人们在认识它的时候，主要是因为它长得很像人的耳朵，并且是黑色的，所以取名黑木耳。

作为菌类的一种，黑木耳与其他菌类最大的不同在于它的胶质成分，食用起来也比较脆，并且有嚼劲。

从目前中国栽培技术来看，黑木耳主要有光木耳和毛木耳两种。从颜色上分，光木耳呈黑褐色，而毛木耳呈黑色；从口感上分辨，前者滑嫩，后者稍显粗硬，人们可以根据自己的喜好来选择。

早在中国古代，黑木耳就被古代皇帝所喜爱，并享有“素中之荤”的美名。

话说营养

热量（千卡）	三大营养			胆固醇（毫克）	膳食纤维（克）	矿物质								
	蛋白质（克）	脂肪（克）	碳水化合物（克）			钙（毫克）	铁（毫克）	磷（毫克）	钾（毫克）	钠（毫克）	铜（毫克）	镁（毫克）	锌（毫克）	硒（微克）
205	12.1	1.5	65.6	0	299	247	11.9	292	757	48.5	0.32	152	3.18	3.72

维生素						
维生素A（微克）	维生素B_1（毫克）	维生素B_2（毫克）	维生素B_6（毫克）	维生素B_{12}（毫克）	维生素C（毫克）	维生素D（毫克）
17	0.17	0.44	0.1	4	0	440
维生素E（微克）	生物素（微克）	维生素K（微克）	维生素P（微克）	胡萝卜素（微克）	叶酸（微克）	泛酸（毫克）
11.34	0	320	0	0.1	87	1.14

1.补气止血

黑木耳性平，味甘，有补气止血、润肠活血的作用。现代科学研究证明，黑木耳有一定的抗癌活性，能增强机体免疫力，是食疗保健的佳品。

2.预防血栓

黑木耳能减少血液凝块，具有预防血栓病、动脉硬化和冠心病的作用。

3.防治缺铁性贫血

黑木耳中铁的含量极为丰富，是猪肝中含铁量的4倍多。故常吃黑木耳能养血驻颜，令肌肤红润有光泽，并可防治缺铁性贫血症。

4.人体“清道夫”

木耳中的胶质可把残留在人体消化系统内的灰尘、杂质吸附集中起来排出体外，从而起到清胃涤肠的作用，同时，它还有帮助纤维类物质消化的特殊功能，对无意中吃下的头发、谷壳、木渣、沙子、金属屑等难以消化的异物有溶解作用。因此，它是矿山、化工和纺织工人不可缺少的保健食品，并且对胆结石、肾结石等内源性异物也有比较显著的治疗效果。

5.降低癌细胞活性

黑木耳中含有木糖、葡萄糖醛酸、甘露糖、葡萄糖和岩藻糖等物质，它们可以增强机体免疫力，降低癌细胞的活性。

这样吃

1 牛百叶炒木耳

黑木耳250克，牛百叶150克，红、绿椒各适量，精盐5克，味精1克，料酒15克，姜、葱各4克，湿淀粉、植物油适量。现将黑木耳用温水发透，去杂质，撕成瓣状；牛百叶切成块；红、绿椒去籽后切成块；姜切片、葱切段待用。用沸水将木耳和红、绿椒焯一下，捞起。锅内放少许植物油，加姜片炒香，下入全部原料及调料炒2分钟，撒味精，用淀粉勾薄芡即可。

2 木耳丝鸡蛋汤

瘦猪肉50克，鸡蛋1个，菠菜50克，水发木耳5克，水发笋片25克，水发海米10克，酱油、精盐、味精、香油、高汤各适量，将瘦猪肉切成细丝；把鸡蛋打入碗内搅均；菠菜择洗干净，切成段；木耳切成块；笋片切成细丝。炒勺内倒入高汤烧沸，放入肉丝、海米、木耳、笋丝、菠菜，加精盐、酱油调味。汤沸后把蛋液甩入汤内，放入味精、淋上香油即可。

挑选保存

现在市场销售的黑木耳可谓质量参差不齐，这就需要我们睁大眼睛，仔细挑选。一般而言，可以从形状、软硬程度以及吸水量来区分好坏。

市场上常见的是干耳，在选择的时候，可以拿一点泡在水里做实验。如果本来很小，但泡水后发性很大，并且拿起来又比较重的就是比较好的黑木耳。了解了大小以后，可以观察颜色，如果泡出来的黑木耳颜色乌黑，没有僵块，并且朵背上略显灰白色，则比较好，如果是发灰并且有僵块，都不是好黑木耳。

我们也可以通过捏的方式来辨别，一般捏后放开还能有很好的弹性和伸缩性的比较好，但不能捏一下就出水，这种往往不是好的品种。

还有一种方法就是品尝，好的黑木耳没有异味，散发一种清香，而一些用明矾水加工后的黑木耳往往有涩味，并且掺杂其他的味道，在选购的时候一定要谨慎。

关于黑木耳的保存，由于我们在购买的时候，往往是干性的，所以要放在通风、透气、干燥、避光的地方保存。而干性的黑木耳本身质地比较脆弱，所以要轻拿轻放，单独放置，吃的时候再取，尽量避免长期翻动。

饮食宜忌

黑木耳本身的清理作用对于一些患有出血性疾病以及腹泻患者来说，最好是不要食用，也不要与一些寒性过重的食物如鸭、田螺等一起食用，不但不容易消化，还容易引发疾病。

小贴士：

从市场上买的鲜木耳，必须通过水泡，因为黑木耳中含有光感物质，食用后经太阳照射可引起皮肤瘙痒、水肿，安全的食用方式就是必须用水泡一下，必要的时候可以先过水焯一下，然后再烹制。

老年病的克星——茄子

《笑林广记》上记载了这样一则故事：一位在菜馆打工的先生，东家一日三餐供他下饭的都是咸菜，而东家园中许多长得又肥又嫩的茄子，却从来不给他吃一次，天长日久，咸菜委实吃腻了，忍无可忍，终于题诗示意，曰："东家茄子满园烂，不予先生供一餐。"不想从此以后，天天顿顿吃茄子，连咸菜的影子也不见了，这位先生到底吃怕了，却又有苦说不出，只好续诗告饶："不料一茄茄到底，惹茄容易退茄难。"可见茄子虽长得好看，味道却是一般，故在烹调茄子的过程中，十分讲究工艺。

认识茄子

茄子原产自印度，2000多年前传入我国。最早的茄子是圆形，后来经过培育，又有了长形茄子，现在已经在全国范围内栽培。茄子有白色、青色和紫黑色三种颜色，不过市面上以紫黑色居多，也是为数不多的紫黑色蔬菜之一。

话说营养

热量（千卡）	三大营养			胆固醇（毫克）	膳食纤维（克）	矿物质								
	蛋白质（克）	脂肪（克）	碳水化合物（克）			钙（毫克）	铁（毫克）	磷（毫克）	钾（毫克）	钠（毫克）	铜（毫克）	镁（毫克）	锌（毫克）	硒（微克）
23	1.1	0.2	3.6	0	1.3	24	0.5	2	142	5.4	0.10	13	0.23	0.48

第四章 健康瘦身的黑色蔬果

维生素						
维生素A（微克）	维生素B_1（毫克）	维生素B_2（毫克）	维生素B_6（毫克）	维生素B_{12}（毫克）	维生素C（毫克）	维生素D（毫克）
63	0.02	0.04	60	0	8	0
维生素E（微克）	生物素（微克）	维生素K（微克）	维生素P（微克）	胡萝卜素（微克）	叶酸（微克）	泛酸（毫克）
1.13	0	9	700	40	19	0.6

1.消肿解毒

茄子性凉，味甘，有清热凉血、消肿解毒的作用，对内痔便血有很好的疗效。

2.软化微细血管

紫茄皮富含维生素P，可软化微细血管，防止小血管出血，对高血压、动脉粥样硬化、咯血、紫癜及坏血病均有一定的防治作用。

3.降低胆固醇

茄子的纤维中含有一种皂草甙，具有降低胆固醇的作用。国外学者提出“降低胆固醇12法”，食用茄子即是其中首选。

4.防癌

茄子中含有龙葵素，对癌症有一定的抑制作用。

5.防治慢性胃炎

经常食用茄子对慢性胃炎及肾炎水肿有一定的辅助治疗作用。

这样吃

1 烧茄饼

长茄子300克，肉末100克，鸡蛋3个，葱花、姜末各适量。先把茄子洗干净，切成3厘米左右厚薄的夹刀片，然后把每片茄子从中再切一刀，但不要切断。肉末中放入料酒、盐、酱油、味精等调料拌匀。鸡蛋打碎搅拌成蛋液，再放入适量淀粉搅拌均匀。把拌好的肉馅放入茄子夹片中，做成茄饼。把茄饼放在淀粉液中挂糊，再放入油锅中开炸，直至肉馅熟后取出锅，沾上蒜汁即可食用。

2 蒸茄子

茄子250克。茄子洗净，切大条状，放入碗中，入蒸笼蒸20分钟左右；将蒸熟的茄子取出，趁热放盐、淋上麻油即成。此菜具有清热消痈的功效，适用于热毒疮痈所致的皮肤溃烂。

挑选保存

茄子的最佳购买时期是五六月，正值茄子上市旺季，大家在选购的时候要选择鲜嫩、无伤痕的茄子，奇形怪状的就不要购买了。判断茄子老嫩有一个可靠的方法，就是观察茄子白色区域，一般包片与果实连接处的白色区域越大，表示茄子越嫩，越小。

选择茄子时，一定要以皮薄、籽少，肉厚的挑，可以在手上掂量拿捏一下，软硬适度的最好。而判断茄子是否新鲜则是观察茄子表皮，亮泽的则表示很新鲜，反之则不新鲜了。

茄子表皮覆盖着一层蜡质，它不仅使茄子发出光泽，而且具有保护茄子的作用，一旦蜡质层被冲刷掉或受机械损害，就容易受微生物侵害而腐烂变质。保存的茄子一般不能用水冲洗，吃的时候再洗，要防水、防磕，存放的时候避免阳光直照，放在通风处，时间不宜过长，最好是现买现做。

饮食宜忌

在中国医学看来，茄子属于寒凉性食物，比较适合夏天吃，能够清热解暑。但是对于脾胃虚寒的人来说，最好少食用。

从营养学角度出发，茄子含有丰富的维生素P，能够增强人体细胞间的粘连力，增强毛细血管的弹性，因此对于伤口愈合有很好的功效，但在手术前最好不要吃，容易影响病人的康复。

小贴士：

紫皮茄子富含维生素P，其主要成分是芸香甙(又称芦丁)、儿茶素、橙皮甙等，其含量最多的部位是紫色表皮和果肉的结合处，故茄子亦紫色品种为上品，且最好带皮吃。

冠百谷而不过——黑芝麻

目前，随着营养学知识的普及，人们开始越来越多的关注膳食的合理与健康。芝麻，作为谷物之一，被誉为是“八谷之中，唯此为良”。《天工开物》更赞誉芝麻为“冠百谷而不过”。

认识黑芝麻

芝麻，又名胡麻、乌麻等，盛产于长江以北、黄河以南地区，有黑白之分，黑芝麻的补益作用强于白芝麻，常被食用和药用，是著名的抗衰老食物。

话说营养

热量（千卡）	三大营养			胆固醇（毫克）	膳食纤维（克）	矿物质								
	蛋白质（克）	脂肪（克）	碳水化合物（克）			钙（毫克）	铁（毫克）	磷（毫克）	钾（毫克）	钠（毫克）	铜（毫克）	镁（毫克）	锌（毫克）	硒（微克）
517	18.4	39.6	31.5	0	9.8	620	14.1	513	266	32.2	1.41	202	4.21	4.06

维生素						
维生素A(微克)	维生素B_1（毫克）	维生素B_2（毫克）	维生素B_6（毫克）	维生素B_{12}（毫克）	维生素C（毫克）	维生素D（毫克）
—	0.20	0.08	—	—	—	—
维生素E（微克）	生物素（微克）	维生素K（微克）	维生素P（微克）	胡萝卜素（微克）	叶酸（微克）	泛酸（毫克）
—	—	—	—	—	—	—

1.调节胆固醇

黑芝麻含有大量的脂肪、蛋白质、糖类、维生素A、维生素E、卵磷脂、钙、铁、镁等营养成分；黑芝麻中的亚油酸有调节胆固醇的作用。

2.防治各种皮肤炎症

黑芝麻中含有丰富的维生素E，能防止过氧化脂质对皮肤的危害，抵消或中和细胞内有害物质游离基（即自由基）的积聚，可使皮肤白皙润泽，并能防止各种皮肤炎症。

3.养血

黑芝麻具有养血的功效，可以治疗皮肤干枯、粗糙，令皮肤细腻光滑、红润光泽。黑芝麻甘平油润，善补肝肾、益精血，兼有润肠通便之功，适用于老年人肝肾不足、精血亏虚所致的头晕眼花、腰膝酸软、须发花白、肠燥便秘等症。中医营养学认为黑芝麻是良好的滋润强壮剂，是最佳的补药。

这样吃

1 黑芝麻杏仁蜜

黑芝麻500克，炒香研末，甜杏仁100克，捣烂成泥，与白糖、蜂蜜各125克，共置瓷盆内，上锅隔水蒸2个小时，离火，冷却。每日2次，每次2-4匙，温开水配服。能补肝益肾、润肺止咳，是支气管哮喘病人的食疗方，并有一定防癌作用。

2 黑芝麻红枣粥

粳米500克；黑芝麻炒香，碾成粉，锅内水烧热后，将粳米、黑芝麻粉、红枣同入锅，先用大火烧沸后，再改用小火熬煮成粥，食用时加糖调味即可。此粥芳香扑鼻，甜润可口，具有补肝肾、乌发等食疗效果。

挑选保存

一般优质的黑芝麻色泽鲜亮而纯净，如果颜色发乌，则为劣质黑芝麻。正常的黑芝麻，经过水浸泡后会出现轻微的掉色现象，不会影响整体颜色。但如果是刚放入水中，就出现掉色情况的，大多数是被染色的，不是真正的黑芝麻。

在选购黑芝麻的时候，要以饱满、皮薄，没有杂质作为衡量标准。黑芝麻本身有芝麻香味，不会有任何的怪味，所以在选购的时候，可以先闻闻，然后再做决定。

鲜黑芝麻不易保存，买回后应用小火翻炒几下，除去水汽，放在干燥的玻璃瓶中保存。

饮食宜忌

黑芝麻对于头发早白、枯落有很好的治疗效果，对于眼晕、眼花也有一定的疗效，一般情况下，都可以食用，但患有慢性肠炎、便溏腹泻者最好不要食用。

虽然黑芝麻的营养价值很好，却不宜过量食用，过量食用会导致上火等症状。在吃黑芝麻的时候，不能生吃，容易拉肚子，应炒熟后再食用，这样有利于消化吸收。

21世纪最佳保健果品——桑葚

桑葚在古籍中被称为“文武实”。我国是桑葚的原产地，早在2000多年前，桑葚已经是中国皇帝御用的补品。桑葚被称为“民间圣果”，医学界誉之为“21世纪的最佳保健果品”。

认识桑葚

桑葚又名桑果、桑实等，性寒味甘。桑葚是桑树所结的果实，成熟后色深红或黑紫，体形很小，味甜多汁，营养丰富。

话说营养

热量（千卡）	三大营养			胆固醇（毫克）	膳食纤维（克）	矿物质								
	蛋白质（克）	脂肪（克）	碳水化合物（克）			钙（毫克）	铁（毫克）	磷（毫克）	钾（毫克）	钠（毫克）	铜（毫克）	镁（毫克）	锌（毫克）	硒（微克）
49	1.7	0.4	13.8	0	4.1	37	0.4	33	32	2.0	0.07	—	0.26	5.65

维生素						
维生素A (微克)	维生素B_1（毫克）	维生素B_2（毫克）	维生素B_6（毫克）	维生素B_{12}（毫克）	维生素C（毫克）	维生素D（毫克）
5	0.02	0.06	0.07	—	22	—
维生素E（微克）	生物素（微克）	维生素K（微克）	维生素P（微克）	胡萝卜素（微克）	叶酸（微克）	泛酸（毫克）
9.87	85	—	—	0.03	38	0.43

1.促进肠胃蠕动

桑葚能补充胃液，增强胃的消化能力，进入肠内能刺激肠粘膜，使肠液分泌增多，肠的蠕动增强。

2.改善皮肤供血

桑葚具有改善皮肤血液供应、营养肌肤的作用。常吃桑葚可使皮肤白嫩，延缓衰老，提高机体的免疫力。桑葚是中老年人健体乌发、驻颜、抗衰老的上佳食材。

3.促进红细胞生长

桑葚对促进血红细胞的生长，防止白细胞减少有重要作用，并对糖尿病、贫血、高血压、高血脂、冠心病、神经衰弱等症具有辅助疗效。

4.促进新陈代谢

桑葚对机体免疫有促进作用，对脾脏有增重作用，并对溶血性反应有增强作用，因此，吃桑葚可以防止心血管动脉硬化以及骨关节的硬化，促进新陈代谢。

5.明目

经常吃桑葚可以明目，改善因用眼过度而产生的眼睛干涩疲劳症状，用电脑的上班族可常吃桑葚。

这样吃

1 桑葚乌鸡汤

桑葚20克，紫草8克，红花3克，牡丹皮5克，熟地黄25克，乌鸡1只。将乌鸡去除肠杂和鸡皮。原料洗净，放入乌鸡腹中，用线捆好，放到锅中，加入适量清水煎煮。直到鸡肉熟烂，用调味料佐味，即可食用。

2 桑葚茶

桑葚10颗。杯中放入适量桑葚果粒。热饮则冲入热开水；凉饮则可直接冲入冷水或加入适量冰块，搅拌均匀即成一杯美味的桑葚茶。此茶具有美肤祛痘的作用。

挑选保存

成熟的桑葚油润，酸甜适口，在挑选的时候要选择颗粒比较饱满，厚实，没有出水，比较坚挺的。如果桑葚颜色比较深，味道比较甜，但里面比较生，那有可能是经过染色的。

桑葚很难保存，最好现吃现买。如果剩下，要及时放入冷藏室内，三天内必须吃完。

饮食宜忌

在中医看来，桑葚具有滋阴补肝，养血的作用，能够解酒和改善睡眠。而从营养学角度来看，桑葚中所含的维生素以及蛋白质，能够补充人体所需能量，对于抑制少年白发有很好的功效。男性吃桑葚，还能帮助治疗性功能疾病，是不可多得的季节性食品。

虽然吃桑葚的好处很多，但对于儿童而言，不可多吃，因为桑葚中含有大量的鞣酸，会阻碍矿物质的吸收。同时，因为桑葚还含有大量的糖分，所以，糖尿病人也不能多吃。

小贴士：

由于桑葚表面凹凸不平，很难将缝隙里的脏东西洗干净，如果稍稍用力，就容易把皮洗破。因此洗桑葚的时候要先用自来水连续冲洗桑葚表面几分钟，再将其浸泡于淘米水或盐水中，浸泡15分钟左右，再冲洗干净后食用。不习惯吃酸的人，可将洗净的桑葚蒸熟，或者用蜂蜜浸泡，也可将其榨汁。

夏季消暑果——乌梅

乌梅是用成熟的黄梅或未成熟的青梅用烟火熏烤或置蒸笼内蒸后而成，因其呈乌黑色，所以被称为“乌梅”。《本草汇言》记载：“乌梅性温，味酸；收敛生津、安蛔驱虫、止泻、升清降浊。”

认识乌梅

在没有被制作之前，乌梅叫梅子。梅子是我国的特产水果，除了日本，其他国家很少将梅作为果树来栽培。梅子在未成熟时呈青色，称为“青梅”；成熟时会变成黄色，称为“黄梅”，经过加工后呈黑色，于是叫“乌梅”。黄梅和乌梅既可以食用也可以药用，而青梅只能药用。

话说营养

热量（千卡）	三大营养			胆固醇（毫克）	膳食纤维（克）	矿物质								
	蛋白质（克）	脂肪（克）	碳水化合物（克）			钙（毫克）	铁（毫克）	磷（毫克）	钾（毫克）	钠（毫克）	铜（毫克）	镁（毫克）	锌（毫克）	硒（微克）
33	6.8	2.3	76.6	0	1.0	33	0.5	16	161	19.3	1.17	137	7.65	1.57

维生素						
维生素A(微克)	维生素B_1（毫克）	维生素B_2（毫克）	维生素B_6（毫克）	维生素B_{12}（毫克）	维生素C（毫克）	维生素D（毫克）
—	0.07	0.54	—	—	4	—
维生素E（微克）	生物素（微克）	维生素K（微克）	维生素P（微克）	胡萝卜素（微克）	叶酸（微克）	泛酸（毫克）
7.12	—	—	—	—	—	—

1.升清降浊

乌梅性温，味酸，具有收敛生津、安蛔驱虫、止泻、升清降浊等功效。用于治疗蛔厥腹痛、恶疮溃疡、大便下血、血崩、尿血、小儿头疮等症。

2.延缓衰老

乌梅中绞股蓝皂甙（一种植物中含有的对身体有益的化合物，有抗衰老，保护心脑血管等作用）含量很高，还含有多种人体必需的微量元素，具有降血脂，降血压，防止动脉硬化，防治肝炎，延缓衰老，抗疲劳等作用。

这样吃

1 乌梅汤

乌梅50克，先用清水洗净，然后浸泡半小时。将乌梅连带浸泡过的水一起放入锅中煮，煮约半小时，关火将汤汁滤过倒出，根据个人需要加入冰糖，即可饮用。

挑选保存

挑选乌梅，要选择大小均匀、色泽乌黑、肉厚核小的。一般乌梅在吃的时候，会酸中带甜，这种才是比较好的乌梅。没有吃完的乌梅，最好放在密封避光的瓶子里保存，但不要存放太久。

饮食宜忌

胃口不好的人可以适当吃点乌梅，能够促进消化，增进食欲。而感冒发热、咳嗽痰多的人最好不要吃，会伤及脾胃。

海上长寿菜——海带

《本草纲目》记载：“海带性寒、滑，味咸；利水除肿、平咳定喘、消瘿散结。”

认识海带

海带，包括古代的昆布、裙带菜和鹅掌菜。海带生长在较冷的海洋中，一般长在海底岩石上，即便是在寒风凛冽的冬天，也依然有很强的生命力，素有“长寿菜”、“海上之蔬”、“含碘冠军”的美称。海带主要分布在我国东海、黄海、渤海沿岸，是一种长寿保健食品。

话说营养

热量（千卡）	三大营养			胆固醇（毫克）	膳食纤维（克）	矿物质								
	蛋白质（克）	脂肪（克）	碳水化合物（克）			钙（毫克）	铁（毫克）	磷（毫克）	钾（毫克）	钠（毫克）	铜（毫克）	镁（毫克）	锌（毫克）	硒（微克）
64	1.8	0.1	17.3	0	6.1	348	4.7	52	761	327.4	0.14	129	0.65	5.84

维生素						
维生素A (微克)	维生素B_1（毫克）	维生素B_2（毫克）	维生素B_6（毫克）	维生素B_{12}（毫克）	维生素C（毫克）	维生素D（毫克）
40	0.01	0.10	0.07	0	0	0
维生素E（微克）	生物素（微克）	维生素K（微克）	维生素P（微克）	胡萝卜素（微克）	叶酸（微克）	泛酸（毫克）
0.85	0	74	0	0.24	19	0.33

《本草纲目》说，“海带治水病,瘿瘤,功用海藻”。《医林幕要》指出它能“补心行水,消滞,消瘊瘤结核,功寒痕病,治脚气水肿”。

1.治疗肾衰竭

从海带中提取的甘露醇,是治疗急性肾功能衰竭、脑炎、急性青光眼等病的急救药。

2.预防白血病

海带中的褐藻酸钠盐,有预防白血病和骨痛的作用。

3.降血脂

海带淀粉硫酸脂为糖类物质，有降血脂功能。

4.镇咳平喘

海带根提取液能镇咳平喘。

5.增强体质

儿童常吃海带对生长发育、增强体质大有裨益。

6.促使有害物质排出

海带中含有一种叫藻胶酸的物质，它可以促使氟等危害人体健康的物质排出体外。因此，海带是从事接触有害放射性元素的作业人员的理想保健食品。

7.长寿菜

海带因其含有较为丰富的钙和铁，所以特别适合老人、妇女及儿童食用。近年来,海带被人们称为“健康食品”和“长寿菜”。

8.含碘丰富

海带中的含碘量非常丰富。碘是人体内合成甲状腺素的主要原料，可以防治地方性甲状腺肿或青春期甲状腺肿。一头光泽的头发就是由于体内的甲状腺素发挥作用的结果，因此，常吃海带能令秀发光泽飘逸。

这样吃

1 海带鱼头汤

海带200克，鱼头1个，料酒、姜、葱、精盐、味精、胡椒粉、香油各少许，清水适量。将海带用清水浸泡，洗去泥沙，切成细丝；姜切片，葱切段；将鱼头去鳃，剁成小块；将海带、料酒、鱼头、姜、葱一同放入炖锅内，加水适量，用旺火烧沸；改小火炖煮35分钟，加入盐、味精、胡椒粉、香油调味即成。

2 海带炖豆腐

豆腐300克，海带200克，精盐、姜末、葱花、花生油各适量。将海带泡发、洗净，切成菱形片；豆腐切成大块，放入锅内煮沸，捞出过凉，切丁。锅内放油烧热，加入葱花、姜末煸香，放入豆腐丁、海带片，加水适量，烧沸，加入精盐，改用小火炖烧，炖到海带、豆腐入味时，出锅即成。

挑选保存

在买干海带的时候，一定要把海带卷打开，看看海带是否完整，叶片是否厚实。如果海带很小并且很碎，就不是好的海带。海带上如果有小孔洞，或者是大面积的破损，则表明海带在长时间的储存过程中，有被虫蛀或者是发霉变质的情况，不能购买。

海带的表面一般有一层白色的粉末，这是优质海带的重要标志，由于海带中还含有甘露醇和碘，所以才会出现这种状况，在选购的时候可以仔细观察，选择纯色的，不要有斑点或者颜色不正常的海带。

饮食宜忌

海带虽然营养丰富，但食用不当或加工不得法，就会使其营养成分受到损失，或因烹调过硬而导致风味大减。

海带不易浸泡时间太长，如果浸泡时间太长，海带中所含的碘乙酸就要损失殆尽，并且甘露醇会被溶解。而洗的时候，也只要轻轻的洗去灰沙砾就可以了。

食用海带时最好现洗现用，这样有利于营养价值的保存，如果煮不烂，可以在锅里稍加几滴醋。吃海带后不要马上喝茶，也不要立即吃酸涩的水果，患有甲状腺功能亢进的病人最好不要吃海带。碘过多会引发甲状腺功能障碍，因此，孕妇和哺乳期的母亲最好要少吃或者不吃。

小贴士：

据现代营养学分析，芝麻含有人体所需的多种营养素，其蛋白质含量多于肉类，其中氨基酸含量十分丰富，含钙量为牛奶的2倍。芝麻含脂肪更为丰富，高达54%，还有较多的卵磷脂，可防止头发过早变白或脱落。其中含有维生素E等多种有益于皮肤的养分，可改善血液循环，促进代谢，起到美容之功效。海带富含钙元素与碘元素，有助于甲状腺素合成。这两种食物搭配，不仅能美容，还有延缓衰老的作用。

海上神仙菜——紫菜

1400多年前，北魏《齐民要术》中就已提到“吴都海边诸山，悉生紫菜”以及紫菜的食用方法等。唐代孟诜《食疗本草》则有紫菜“生南海中，正青色，附石，取而干之则紫色”的记载。到了北宋年间，紫菜已成为进贡的珍贵食品，仅限于皇家食用。后来，才慢慢传到民间。

认识紫菜

紫菜是生长在浅海岩礁上的一种红藻类植物，颜色有红紫、绿紫及黑紫的区别，但干燥后却均呈紫色。这种紫色的海生植物虽属藻类，却可以做菜吃，所以取名紫菜。别名紫英、子菜、索菜。

话说营养

热量（千卡）	三大营养			胆固醇（毫克）	膳食纤维（克）	矿物质								
	蛋白质（克）	脂肪（克）	碳水化合物（克）			钙（毫克）	铁（毫克）	磷（毫克）	钾（毫克）	钠（毫克）	铜（毫克）	镁（毫克）	锌（毫克）	硒（微克）
216	26.7	1.1	44.1	0	21.6	264	46.8	350	1796	710.5	1.68	105	2.3	7.22

维生素						
维生素A (微克)	维生素B_1（毫克）	维生素B_2（毫克）	维生素B_6（毫克）	维生素B_{12}（毫克）	维生素C（毫克）	维生素D（毫克）
228	0.27	1.02	60	0	2	0
维生素E（微克）	生物素（微克）	维生素K（微克）	维生素P（微克）	胡萝卜素（微克）	叶酸（微克）	泛酸（毫克）
1.82	0	110	0	2.42	720	1.24

1.促进新陈代谢

紫菜历来被人们视为珍贵海味之一，是调制汤羹的佳品，因其具有较好的药用价值，是很好的营养性食品。我国古代的《食疗草本》、《本草纲目》对其药用价值都有论述。在现代出版的《我国海洋生物药》记载，紫菜味甘、寒、清热、软坚、补肾利水肿。主治应用于单纯性甲状腺肿大、高血压、水肿、慢性气管炎、湿性脚气病、喉炎、麻疹等。常食紫菜可增加食欲，促进新陈代谢，并能延年益寿。

2.清热利水

紫菜性寒，甘咸，有化痰软坚、清热利水、降血压的作用。紫菜最突出的优点是富含异常柔软的粗纤维，而且含量非常丰富，紫菜中的粗纤维物质较难被人体胃肠所消化，食后可以使肠蠕动增加，避免便秘发生。

3.促进骨骼、牙齿增长

紫菜中含有丰富的钙、铁元素，不仅是治疗女性、儿童贫血的优良食物，而且可以促进儿童的骨骼、牙齿生长。

4.利尿

由于紫菜含有一定量的甘露醇，所以它是一种天然的利尿剂，可作为治疗水肿的辅助食品。

5.辅助治疗淋巴结核等病症

药理研究证明，紫菜可用于辅助治疗甲状腺肿大、淋巴结核、脚气等病症。

6.预防老年耳聋

据研究表明，耳聋耳鸣的发生与缺乏一些微量元素有关。特别是缺铁易使红细胞变硬，运输氧的能力降低，耳部养分供给不足，可使听觉细胞功能受损，导致听力下降。因此，补铁是预防耳聋耳鸣的第一要素。紫菜是日常食品中含铁量最多的，常食紫菜对预防老年性耳聋耳鸣是很有好处的。

7.降低血清胆固醇

紫菜所含的多糖具有明显增强细胞免疫和体液免疫功能，可促进淋巴细胞转化，提高机体的免疫力；可显著降低血清胆固醇的总含量。

8.滋补身体

在炎热的夏季，常吃紫菜可滋补身体，使体液保持弱碱性，避免因出汗过多而引发全身代谢异常现象。尤其老年人在夏季常吃可清心火、调顺肠胃、防止浮肿和腹水症。

这样吃

1 紫菜蛋皮卷

取干制紫菜4张，虾仁250克，鸡蛋4 个，精盐、葱汁、姜汁、料酒、鸡精、色拉油各适量。先将鸡蛋打入碗内，蛋液搅拌均匀，平底锅置火上，加入适量油，把蛋液摊成4张蛋皮；将虾仁剁成茸，加入精盐、葱姜汁、料酒、鸡精调成馅。把鸡蛋皮切成与紫菜大小相仿的形状，平摊在一大平盘上，上面涂上一层虾茸，盖上1张紫菜，再在紫菜上涂上一层虾茸，全部涂抹好后，卷成卷，放在抹有色拉油的盘中，放入锅中旺火蒸熟，晾凉后改刀装盘即成。

2 三丝紫菜汤

取紫菜25克，笋40克，水发冬菇40克，豆腐干2块，绿菜心、精盐、味精、酱油、姜末、清汤、香油各适量。先将紫菜洗净择去杂质，撕成碎片；冬菇、笋、豆腐干全切成细丝。锅内放入清汤置于火上，汤开锅后放入冬菇丝、笋丝、豆腐干丝、紫菜、菜心，稍煮，加入盐 、味精等调味，再开锅后淋入香油即可食用。

挑选保存

优质的紫菜表面有光泽，叶片薄而均匀，呈紫褐色或紫红色，有芳香味，清洁而无杂质。而劣质的紫菜表面光泽差，叶片厚而不均，呈红色并夹杂有绿色，杂质多。所以在选择的时候，尽量选择颜色偏紫或者紫褐色的，杂质太多的话就不要购买了。

在储存时，干紫菜宜用塑料袋或纸袋包装好后置于通风干燥处存放，开封后，最好在一个月内吃完。

饮食宜忌

紫菜采摘后不宜长时间晾晒，以免变色变味，进而让营养成分流失。

对于患有水肿、脚气、碘缺乏、肺病初期、甲状腺肿大、心血管病以及各类肿块、腺体增生患者而言，紫菜具有很好的治疗和辅助效果。

胃肠消化功能不好、腹痛便溏者最好不要食用紫菜，以免病症加重。

由于紫菜中所含的碘难溶于水，因此，在烹饪紫菜时宜采用炸或炒的方法，这样可以提高营养成分的吸收率。

天然植物奶——紫葡萄

唐朝后期，天下大乱，钱口在平定十三州后，称雄吴越，成了一方诸侯。为了使这方百姓少受战乱之苦，钱口主动上表归附当时南方的大梁，被梁王封为吴越国王。钱王的这一义举深得天下赞赏，八方诸侯深为感动，纷纷派出使团，前来朝贺。

远在西域的鄯善国王也派出以太子为首的使团前来祝贺。太子是个心细之人，临出发前，在挑选祝贺礼物时，想到了鄯善的特色———葡萄。当时南方没有葡萄，而要送新鲜葡萄到千里迢迢外的吴越，谈何容易。太子想了个办法，叫来木工做了两个大大的箱子，采来天山百年未化冰块，一层冰块，一层葡萄放好。并挑选了日行千里、夜行八百的快马，终于来到杭州向钱王献上新鲜葡萄。钱王一吃，顿觉是“天上美味”，后来，葡萄便逐渐传到了这个地区。

认识紫葡萄

葡萄又名蒲桃、草龙珠、山葫芦等。葡萄品种很多，有紫葡萄、白葡萄、绿葡萄和红葡萄等等，但以紫葡萄最为常见，且营养价值较高。紫葡萄色泽诱人、酸甜适口、水分多，富含葡萄糖和其他营养成分，经常食用对人体健康大有裨益，又被人们誉为“植物奶”。

话说营养

热量（千卡）	三大营养			胆固醇（毫克）	膳食纤维（克）	矿物质								
	蛋白质（克）	脂肪（克）	碳水化合物（克）			钙（毫克）	铁（毫克）	磷（毫克）	钾（毫克）	钠（毫克）	铜（毫克）	镁（毫克）	锌（毫克）	硒（微克）
4	0.5	0.2	9.9	0	0.4	5	0.4	13	104	1.3	0.09	8	0.18	0.2

维生素						
维生素A（微克）	维生素B_1（毫克）	维生素B_2（毫克）	维生素B_6（毫克）	维生素B_{12}（毫克）	维生素C（毫克）	维生素D（毫克）
5	0.04	0.02	40	0	25	0
维生素E（微克）	生物素（微克）	维生素K（微克）	维生素P（微克）	胡萝卜素（微克）	叶酸（微克）	泛酸（毫克）
0.7	44	0	0	0.13	4	0.1

我国历代医药典籍对葡萄的药用均有论述。中医认为，葡萄味甘微酸、性平，具有补肝肾、益气血、开胃力、生津液和利小便之功效。

《神农本草经》载文说：葡萄主“筋骨湿痹，益气，倍力强志，令人肥健，耐饥，忍风寒。久食，轻身不老延年”。

1.杀菌作用

葡萄中的物质能与细菌、病毒中的蛋白质结合，使它们失去致病能力，因此常吃葡萄，可抵抗病毒细菌侵害。

2.抗衰老

葡萄中的多酚类物质是天然的自由基清除剂，具有很强的抗氧化活性，能够有效调整细胞的功能，减少自由基对细胞的伤害。因此，推崇爱美的女性吃葡萄或喝葡萄酒，能延缓衰老，保持皮肤滋润，富有弹性。

3.保护肝脏

葡萄中的果酸能够有助于食物消化，并能增加食欲，胃口差的人可适当吃葡萄。葡萄还能防止肝炎后脂肪肝的发生，因此对保护肝脏有好处。

4.缓解低血糖症状

葡萄中的糖大部分都是葡萄糖，葡萄糖能被人体快速吸收，当人体出现低血糖症状时，及时补充葡萄糖能使症状得到缓解。

5.预防慢性病

有研究显示，常喝葡萄酒，能够调节人体新陈代谢，促进血液循环，防止胆固醇增加；也能起到利尿、激发肝功能等作用；还能防止坏血病、贫血、眼角膜炎等。此外，对一组高血压患者进行研究，平常适量喝葡萄酒，能使血脂下降，对稳定血压有益。

6.防癌抗癌

葡萄中含有一种抗癌微量元素，能够防止健康细胞癌变，还能防止癌细胞扩散。常喝葡萄汁，可以帮助器官移植手术患者减少排异反应，促进早日康复。

7.预防心脑血管疾病

葡萄中的有效成分能更好地阻止血栓形成，能降低人体血清胆固醇，降低血小板的凝聚力，因此，对预防心脑血管疾病有一定功效。

这样吃

1 蜂蜜葡萄汁

葡萄、蜂蜜各适量。将葡萄捣碎过滤取汁，以砂锅熬稠，加入蜂蜜少许，拌匀装瓶。用适量开水冲服。这个甜品可除烦止渴。

2 葡萄粥

山药50克，莲子肉50克，葡萄干50克，白糖少许。将三种材料同煮成粥，加糖食用。此粥可补中健身，益脾养心，凡是因心脾不足而引起的面色黄白、乏力倦怠等症状，都可以食用此粥。

挑选保存

新鲜的葡萄，串着葡萄的枝是绿色的，时间长不新鲜的葡萄，枝呈褐色。好的鲜葡萄一般不会太软，太软的则不新鲜。通过品尝也能判断葡萄好坏，葡萄的肉质不能味淡、苦涩，也不能太酸或者变质，购买时选择肉韧、汁多、酸中带甜的葡萄。

保存葡萄，不要洗，可以用保鲜膜包好放入冰箱冷藏室，等吃的时候再拿出来清洗，当然也不要放置太久，太久会导致营养成分流失。

饮食宜忌

葡萄全身都是宝，最好的吃法是只要在食用前充分洗净果皮，整颗入口，连皮带籽一起吃下。但是一定要清洗干净。

吃葡萄后不能立刻喝水，因为葡萄本身有通便润肠之功效，吃完葡萄立即喝水，葡萄与水、胃酸急剧氧化、发酵，加速了肠道蠕动，就会产生腹泻。

葡萄和牛奶不能同食，因为葡萄里含有果酸，会使牛奶中的蛋白质凝固，不仅影响吸收，严重时还会出现腹胀、腹痛、腹泻等症状。除此之外，吃海鲜时也不要吃葡萄，会导致呕吐、腹胀、腹痛、腹泻。吃完葡萄后一定要漱口，葡萄中含有发酵糖类物质，对牙齿有较强腐蚀性，易造成龋齿。

小贴士：

洗葡萄时，先用小剪刀把葡萄一个个剪在有水的盆里，剪时要多留出枝头。剪完后水盆内的水面应高出葡萄。再快速地晃动水盆，可见水盆内的葡萄珠不断地滚动、撞击。过一会儿，盆里的水就变得浑浊了。

倒掉脏水，再加入同样多的水快速摇动水盆。如此反复2-3次，即可食用。也可以洗时盆内多放些水，挤一点牙膏在手上，揉搓出泡沫，再去揉搓葡萄，然后用清水冲洗干净，可使葡萄的营养成分不易流失。

第五章 清新干净的白色蔬果

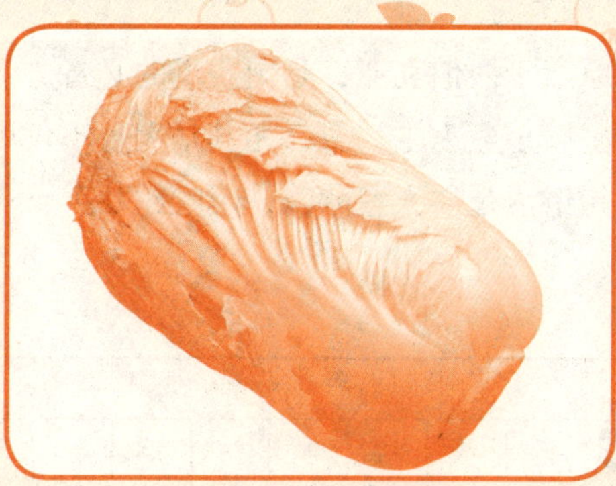

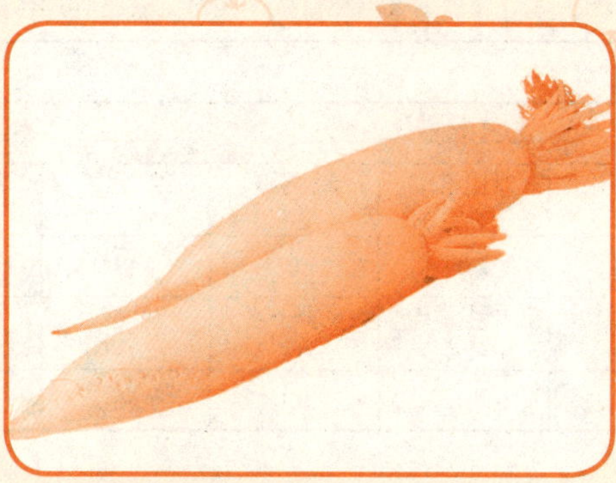

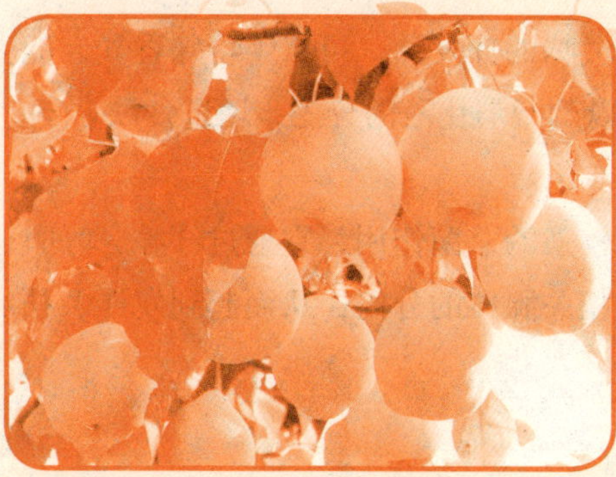

养身祛病的佳蔬——大葱

相传，神农尝百草找出葱后，便作为日常膳食的调味品，各种菜肴必加香葱而调和，故葱又有“和事草”的雅号。

认识大葱

大葱的别名又叫胡葱，原产于西伯利亚，是厨房里的必备之物。北方食用以大葱为主，而南方则多以小葱为主。葱，尤其是大葱不仅可作调味之品，而且能防治疫病，有句俗语是“大葱蘸酱，越吃越壮”，可谓佳蔬良药。

话说营养

热量（千卡）	三大营养			胆固醇（毫克）	膳食纤维（克）	矿物质								
	蛋白质（克）	脂肪（克）	碳水化合物（克）			钙（毫克）	铁（毫克）	磷（毫克）	钾（毫克）	钠（毫克）	铜（毫克）	镁（毫克）	锌（毫克）	硒（微克）
23	1.7	0.3	6.5	0	1.3	29	0.7	38	144	4.8	0.08	19	0.4	0.67

维生素						
维生素A(微克)	维生素B_1（毫克）	维生素B_2（毫克）	维生素B_6（毫克）	维生素B_{12}（毫克）	维生素C（毫克）	维生素D（毫克）
10	0.03	0.05	0.11	0	17	0
维生素E（微克）	生物素（微克）	维生素K（微克）	维生素P（微克）	胡萝卜素（微克）	叶酸（微克）	泛酸（毫克）
0.3	0	7	0	0.1	56	0.4

1.刺激消化液分泌

大葱含有一种带刺激性气味的挥发油，可产生特殊香气，能去除腥膻等油腻菜肴中的异味，还可以刺激消化液的分泌，增进食欲。

2.杀菌抑菌

大葱中的挥发性辣素有较强的杀菌作用，它通过汗腺、呼吸道、泌尿系统排出体外时可轻微刺激相关腺体的分泌，从而起到发汗、祛痰、利尿的作用。

3.预防癌症

大葱含有微量元素硒，可以降低胃液中的亚硝酸盐含量，因此对预防胃癌及多种癌症有一定的作用。

4.预防老年痴呆

大葱含有一种物质叫“前列腺素A”，这种物质有舒张小血管、促进血液循环的作用，有助于防止血压升高所致的头晕。它还能使大脑保持灵活，并有预防老年痴呆的作用。

5.降低血脂

大葱中含有的葱素有软化血管、降低血脂的作用，主要用于心血管硬化的辅助治疗。

6.消脂瘦身

大葱中的辛辣味来源于有机硫，尤其葱白部分含有大量的大葱素，具有刺激去甲肾上腺素分泌的作用，可促进脂肪的分解，常食、多食可达到瘦身之功效。

这样吃

1 葱爆羊肉

取羊肉、大葱各250克，大蒜、精盐、花椒粉、醋、植物油、黄酒、酱油、芝麻油各适量。先将羊肉切成薄片，大葱切段，大蒜捣成蒜末。锅置火上，倒入适量植物油，七成热时，放入蒜末爆香，加入羊肉片煸炒，随即放入大葱段和各种调料，武火快炒，将熟时淋入芝麻油即可装盘。

2 葱油虾仁面

手擀面500克，虾仁50克，葱白100克，植物油、酱油、白糖、精盐各适量。将虾仁洗净，切成碎末；葱白剁成葱花。炒锅置火上，加入适量植物油，烧至七成热，放入葱花爆香，加入虾仁末翻炒，再加入酱油、白糖、盐炒几下出锅。汤锅内放好水，水沸后下面条，面条煮好后捞出，用凉开水过一下，放入碗中，淋上做好的汤汁，拌匀即可食用。

挑选保存

选择大葱时，要以无霉烂、无虫，葱叶完整、嫩绿，葱白长、粗、均匀者为佳。如果将葱根朝下竖直插在水盆中，不仅不会烂心，葱还会继续生长。

饮食禁忌

大葱作为蔬菜生食可做“北京烤鸭”、“春饼”、“京酱肉丝”的配料，熟食也可做“葱爆羊肉”、“宫保鸡丁”等菜肴的配料，清蒸、炖煮更是必不可少。但有几类人不适宜食用大葱：视力不佳者，胃肠道疾病患者和溃疡病患者。大葱对汗腺有较强的刺激作用，腋下多汗者忌食，有腋臭的人夏天慎食。此外，蜂蜜和葱不可同食，否则容易引起痢疾的发生。

小贴士：

葱叶中含有丰富的胡萝卜素，不要轻易丢弃。

天赐的良药——菜花

菜花有非常显著的抗癌效果，关于它的抗癌奇效，有真实的案例来证明：英国《每日邮报》报道，曾经有一位79岁的老翁，罹患膀胱癌，在医生看来，情况已经非常严重。但他每天早上都会喝一杯菜花汁，不久后，再去检查，医生惊奇地发现癌细胞已停止扩散，老翁的健康状况竟然好转了。这件事后，人们对菜花的保健功效另眼相看。

认识菜花

菜花也叫花椰菜，原产地在欧洲。菜花有白、绿之分，味道都非常鲜美，且质地细嫩，常吃有爽喉、开音、润肺、止咳的功效，因此人们把菜花叫做“天赐的良药”和“穷人的医生”。长期食用菜花可有效降低多种癌症的发病几率，因此美国《时代》杂志将菜花评选为十大抗癌食物之一。

话说营养

热量（千卡）	三大营养			胆固醇（毫克）	膳食纤维（克）	矿物质								
	蛋白质（克）	脂肪（克）	碳水化合物（克）			钙（毫克）	铁（毫克）	磷（毫克）	钾（毫克）	钠（毫克）	铜（毫克）	镁（毫克）	锌（毫克）	硒（微克）
27	2.1	0.2	3.4	0	1.1	23	0.8	47	200	31.6	0.05	18	0.38	0.73

维生素						
维生素A(微克)	维生素B_1（毫克）	维生素B_2（毫克）	维生素B_6（毫克）	维生素B_{12}（毫克）	维生素C（毫克）	维生素D（毫克）
5	0.03	0.08	0.23	0	61	0
维生素E（微克）	生物素（微克）	维生素K（微克）	维生素P（微克）	胡萝卜素（微克）	叶酸（微克）	泛酸（毫克）
0.43	0	17	0	80	94	1.3

中医认为，菜花性凉、味甘，具有生津利喉、健脾和胃、润肺止咳、补肾填精、健脑壮骨等功能，主治久病体虚、肢体实软、耳鸣健忘、脾胃虚弱、小儿发育迟缓等病症。

1.预防癌症发生

菜花富含谷胱甘肽，而谷胱甘肽是一种重要的抗癌物质，能使30多种致癌物失去活性。菜花能加快体内雌激素的代谢，抑制乳腺癌的发生。经常食用菜花可有效预防胃癌、食道癌、肝癌、肺癌等多种癌症。

2.清理血管，降低心脑血管病发生率

菜花中含有丰富的类黄酮，这种物质不仅可以防止感染，还是最好的血管清理剂，能够阻止胆固醇氧化，防止血小板凝结成块。常吃菜花的人群，可大大减少心脏病和中风的发病率。

3.富含维生素

缺乏维生素会有多种症状，如果体内缺少维生素K，人体的肌肤一受到小小的碰撞和伤害就会变得青一块紫一块的，因此，补充维生素K很重要，食疗的最佳途径就是多吃菜花。

4.降低血糖

菜花属于高纤维蔬菜，能有效降低肠胃对葡萄糖的吸收，进而降低血糖，有效控制糖尿病的病情。菜花中含有丰富的铬，而铬是胰岛素的辅助因子，只有在铬的参与下，胰岛素才能发挥降血糖、降血脂的作用，缺铬

会导致糖代谢紊乱，继而引起糖尿病。

5.促进生长发育，提高免疫力

菜花中的维生素C含量极高，而人体摄入足量的维生素C不但能增强肝脏的解毒能力，促进生长发育，还能提高机体免疫力，防止感冒、坏血病等的发生。

6.美白肌肤

据相关研究显示，菜花中含有多种吲哚衍生物，能够降低人体内雌激素水平的作用，可预防乳腺癌的发生。研究表明，菜花中提取的萝卜子素能预防癌症，提高致癌物解毒酶的活性。此外，菜花中的二硫酚硫酮，可以降低形成黑色素的酶及阻止皮肤色素斑的形成，对肌肤有很好的美白效果。

7.预防高血压

菜花中富含钾，而钾是人体的必需元素，是神经冲动传导、肌肉收缩和维持心脏功能不可缺少的物质，钾在心脏活动中具有重要作用，缺钾会导致心律不齐和心功能紊乱，从菜花中摄取丰富的钾有助于预防高血压。

8.增强记忆力

英国学者研究指出，吃菜花能够增强记忆力，因此推荐学生和脑力劳动者经常食用。

9.有助减肥

菜花的含水量高达90%以上，每杯菜花汁（240毫升）仅可产生热量23-32千卡，因此对于希望减肥的人来说，它既可以填饱肚子，又不会使自己发胖。

这样吃

1 菜花烧鸡块

准备一只小公鸡，菜花500克，葱、姜、酱油、盐、料酒、味精、淀粉等适量。把小公鸡宰杀洗净，剁成3厘米见方的小块，菜花洗净择成小朵，葱、生姜切成葱段、姜片。把菜花用沸水焯烫一下，加入少许盐拌一下，使之入味。锅置火上，倒入植物油，烧至五成热时，放入葱段、姜片爆香，然后把鸡块放进去炒至断生，放入酱油继续煸至上色，然后放入料酒、盐和少量清水，大火烧沸后，转小火焖炖，最后放入味精、菜花，用少许淀粉勾芡，出锅即可食用。

2 香菇菜花

菜花500克，香菇100克，酱油、植物油、淀粉、盐、味精、葱、料酒适量。先把干香菇泡发洗净，撕成小朵，放入沸水中焯烫一下，捞出沥干水备用。菜花洗净切成小朵，放沸水中焯至断生，捞出备用。锅置火上，倒入植物油，五成热时，放入葱花爆香，倒入菜花翻炒，同时加入酱油、料酒、盐翻炒，将熟时倒入香菇，用湿淀粉勾芡，放入味精调味，翻炒几下出锅，即可食用。

挑选保存

选购菜花时，首先看花球，如果花球雪白、坚实则是比较新鲜的，然后看花柱，花柱较细、无虫伤、机械伤、不腐烂的则是好的。反之，食味不佳，营养价值也不高。

菜花是一种不容易保存的蔬菜，温度高容易散花，温度低容易冻伤。在保存菜花时，最好保留菜花原有的叶片，用保鲜袋密封放入冰箱冷藏室，温度控制在0℃，一般可保存一周左右。

饮食宜忌

菜花因其生长形态常有农药的残留，且易生菜虫，所以洗菜花时，可将菜花先放在淡盐水里浸泡几分钟，先去除残留农药，驱赶菜虫。吃菜花时要嚼烂，这样才有利于营养的吸收。烹饪菜花时不要煮的太烂。菜花在肠胃中分解后容易引起胀气，在烹调菜花时加一些大蒜、胡椒、小茴香等辛辣调料，便可以大大减少胀气的不适，还有利于增进食欲、帮助消化。

菜花不宜与黄瓜和香菇一同吃。菜花和黄瓜一起吃会降低菜花的食疗功效，因为菜花中含有丰富的维生素C，而黄瓜中含有维生素C分解酶，容易破坏菜花中的维生素C。菜花之所以不能跟香菇一起吃，是因为菜花中含有的膳食纤维和锌，与香菇一起炒食，会降低人体对锌的吸收和利用，使原来的营养价值大打折扣。

菜中之王——大白菜

传说，玉帝的三女儿聪明漂亮，我们暂且管她叫三仙女。天宫有一种蔬菜，叫做菘，味道非常可口，堪比不老仙丹。善良的三仙女看到下界的人们战乱不断，百姓被饥荒和疾病困扰，非常痛心。于是，她想把菘播撒到凡间，让世人能吃到仙物，从而净化心灵，停止战乱，平息饥荒。但她悄悄往下界播撒菘种子的事儿被二郎神发现了，二郎神禀告了玉帝，玉帝大怒，因为菘毕竟是仙物，怎么能随随便便给凡人吃呢，三仙女触犯了天条，被放逐到凡间。

三仙女被放逐到长白山一带，在那里，她受尽屈辱，甚至一只狼精险些侮辱了她。关键时刻，被凡间的松阳真人救起，并给了三仙女无微不至的关怀与照顾。后来，三仙女对松阳真人坦白了自己的身份，也说明了被贬下凡间的原因。时光飞逝，三仙女已经在凡间待了两年，也获得了玉帝的谅解，同意她重返天界。

待她重返天界之后，向王母娘娘诉说了松阳真人的救命之恩与关爱之情。王母对松阳真人十分感激，便召松阳真人参加天神宴，让松阳真人尝遍天界美食。宴毕，王母对松阳真人说可以让他飞升成仙，但松阳并没有答应。松阳对王母说："我只想要一件仙界之物，不愿做什么神仙！"王母问松阳真人想要什么仙物，松阳真人说："只要天国菘即可，好让凡间百姓都尝到天宫的这种美味，以绝病患，年年益寿。"

王母感激他对三仙女的搭救之情，遂赐菘种，从此菘就到了人间。

认识大白菜

白菜，又名结球白菜、黄芽白或卷心白，古时称"菘"，是土生土长的中国菜，已经有6000多年的悠久历史。在我国北方的冬季，大白菜更是餐桌上必不可少的菜肴，故有“冬日白菜美如笋”之说。由于大白菜具有丰富的营养价值，还有“百菜不如白菜”的说法。

大白菜素有“菜中之王”的美誉，据说这是齐白石老先生提出的。齐老有一副写意的大白菜图，其题句说：“牡丹为花中之王，荔枝为百果之先，独不论白菜为蔬菜之王，何也？”于是“菜中之王”的美名不胫而走，流传至今。

话说营养

热量（千卡）	三大营养			胆固醇（毫克）	膳食纤维（克）	矿物质								
	蛋白质（克）	脂肪（克）	碳水化合物（克）			钙（毫克）	铁（毫克）	磷（毫克）	钾（毫克）	钠（毫克）	铜（毫克）	镁（毫克）	锌（毫克）	硒（微克）
17	1.5	0.1	3.2	0	0.8	50	0.6	31	90	57.5	0.05	11	0.38	0.49

维生素						
维生素A（微克）	维生素B_1（毫克）	维生素B_2（毫克）	维生素B_6（毫克）	维生素B_{12}（毫克）	维生素C（毫克）	维生素D（毫克）
20	0.04	0.05	0.09	0	31	0
维生素E（微克）	生物素（微克）	维生素K（微克）	维生素P（微克）	胡萝卜素（微克）	叶酸（微克）	泛酸（毫克）
0.76	0	59	0	0.02	61	0.6

中医认为大白菜性微寒，味甘；有养胃生津，除烦解渴，利尿通便，清热解毒之功效，据《本草纲目拾遗》中记载，白菜“干温无毒，利肠胃，除胸烦，解酒渴，利大小便，和中止咳，冬食尤佳”。民间也流传“鱼生火，肉生痰，白菜豆腐保平安”之说。

1.防止大便秘结

现代营养学研究表明，大白菜中所含的营养成分比较全面，所含丰富的粗纤维能促进胃肠蠕动，减少大便在体内的存留时间，防止大便干结，减少大便中各种致癌物质与肠黏膜接触。所以，多食大白菜，既能预防和治疗便秘，又能预防痔疮和结肠癌。白菜的含钙量极其丰富，而钙既是构成机体骨骼和牙齿的主要原料，亦在维持神经肌肉的正常活动并在凝血机制中起着相当重要的作用。

2.降低乳腺癌发病率

根据美国纽约激素研究所科学家的研究发现，中国、日本的妇女乳腺癌发病率比西方妇女低得多的原因，是由于她们经常吃大白菜。大白菜中有一种化合物，可以帮助分解一种与乳腺癌相联系的雌激素，这种雌激素的含量约占大白菜重量的1%。

3.护肤养颜

在秋冬季节空气特别干燥时，对人们的皮肤伤害很大，而大白菜中含有丰富的维生素，常吃大白菜，可以起到很好的护肤和养颜作用。

4.润肠排毒

大白菜中的纤维素能起到润肠、促进排毒的作用，还可以促进人体对动物蛋白质的吸收。

这样吃

1 珊瑚白菜

取白菜心400克，青红椒共100克，冬笋100克，香菇50克，干辣椒10克，葱、姜、精盐、白糖、醋、植物油各适量。先将青红椒、干辣椒、冬笋、香菇、葱、姜洗净，切丝。

锅置火上，倒入适量植物油，将以上所有丝都放在油锅内炒，将熟时加入白糖、醋、精盐炒匀，盛盘备用。把干辣椒用花生油炸出红油，装碗待用。把白菜心切成4块，洗净，用沸水焯透，过凉，控干水，放入精盐、白糖、醋拌匀，再浇上红油，最后将炒好的五丝盛到白菜上即可食用。

2 白菜豆腐丸子汤

豆腐2块，白菜300克，肉馅500克，香菇、盐、鸡精、味精、胡椒粉、芝麻油、酱油、葱、姜各适量。把豆腐切成长条备用，白菜洗净切成片备用。香菇洗净切成丁，葱、姜切成末，香菇丁和葱、姜末加入肉馅中，放入酱油、盐、胡椒粉、鸡精等拌匀备用。砂锅置火上，倒入适量清汤，煮开锅后把肉馅做成一个个小丸子，下入水中。全部下完后撇去汤中浮沫。放入豆腐条和白菜，同煮至丸子熟透，放入适量盐、味精、芝麻油，即可出锅食用。

挑选保存

挑选大白菜时，要选择包心结实、无虫、无霉点的。储存时，不要将菜帮去净，因为菜帮的维生素C、胡萝卜素、蛋白质和钙质的含量都比菜心高，而且菜帮有保护菜心的作用。

饮食宜忌

大白菜滑肠，不可过多冷食，气虚胃寒的人更不能多吃，腹泻者尽量避免食用大白菜。大白菜烧熟后放置过久，会使其中的硝酸盐类还原成亚硝酸盐，这种亚硝酸盐进入血液，使正常的血红蛋白氧化成高铁血红蛋白而丧失带氧能力，机体缺氧对身体器官不利。另外，亚硝酸盐是亚硝酸胺的合成物之一。亚硝酸胺可能与人类的某些癌症有关，所以烧好的大白菜应当天吃完。

小贴士：

用大白菜做饺子馅时，不要把菜汁挤得很干，因为维生素大都含在白菜汁里，把大白菜汁挤掉，就降低了大白菜原有的营养价值。同样，菜汤中溶解的维生素特别多，所以食用炒或煮白菜时，应当连汤一起喝掉。

十月萝卜小人参——白萝卜

“扬州八怪”之一的郑板桥曾写过这样一幅养生保健对联：青菜萝卜糙米饭，瓦壶天水菊花茶，由此可见，“萝卜就茶”是郑板桥先生的养生之道。而民间亦有“吃生萝卜喝热茶,气得大夫满街爬”的俗语，萝卜的保健功效可见一斑。

认识白萝卜

白萝卜又名萝卜、萝白，是根菜类的主要蔬菜。在远古时，萝卜叫做莱菔，或叫芦菔。在秦统一天下之时，因为秦人叫萝卜，因此秦始皇诏告天下，从今以后，世上不再有莱菔或芦菔，全都改名叫萝卜。白萝卜既是人们喜食的蔬菜，又是中医传统的常用药物。在广大的农村地区流传着“十月萝卜小人参”的谚语，可见萝卜的保健功效显著。

话说营养

热量（千卡）	三大营养			胆固醇（毫克）	膳食纤维（克）	矿物质								
	蛋白质（克）	脂肪（克）	碳水化合物（克）			钙（毫克）	铁（毫克）	磷（毫克）	钾（毫克）	钠（毫克）	铜（毫克）	镁（毫克）	锌（毫克）	硒（微克）
20	0.9	0.1	5	0	1	36	0.5	26	173	61.8	0.04	16	0.3	0.61

维生素						
维生素A（微克）	维生素B_1（毫克）	维生素B_2（毫克）	维生素B_6（毫克）	维生素B_{12}（毫克）	维生素C（毫克）	维生素D（毫克）
3	0.02	0.03	0	0	21	0
维生素E（微克）	生物素（微克）	维生素K（微克）	维生素P（微克）	胡萝卜素（微克）	叶酸（微克）	泛酸（毫克）
0.92	0	0	0	0	0	0

白萝卜营养丰富，药用广泛，被纳入药用始见于1500年前南北朝著名医药学家陶弘景的《本草经集注》。至明代李时珍《本草纲目》中，对白萝卜有了更为全面的论述和评价，记载功效不下20余种，如下气、定喘、祛痰、消食、除胀、利便、止气痛，以及治疗积滞、咳血、下痢、浮肿、失音、酒毒等等。另外还记载：“利五脏，轻身，令人白净肌细。”由此可见，萝卜有良好的营养保健、强身美容的作用。民间流传：“萝卜上了街，药铺不用开。”“冬天萝卜收，大夫袖了手。”“冬吃萝卜夏吃姜，不劳医生开药方。”

1.化痰、止咳功能

民间用白萝卜洗净、切片后与冰糖同煮，饮服，对治疗普通伤风、咳嗽、慢性支气管炎和小儿百日咳等都有一定的效果。

2.抗癌

近年来，医学界研究发现，萝卜中所含的木质素能提高巨噬细胞的活力，从而大量吞噬癌细胞，具有抗癌的功效。萝卜中的干扰素诱生剂，对胃癌、食道癌、耳咽癌和子宫颈癌的癌细胞有明显的抑制作用。

3.帮助消化

现代学者研究发现，萝卜中含有糖化酵素， 能分散食物中的淀粉、脂肪等成分，使之易被人体吸收。萝卜中还含有芥子油，有促进胃肠蠕动、消除肚腹胀气、帮助消化的功能。

4.预防肠癌

白萝卜中含粗纤维，能刺激胃肠蠕动，减少粪便在肠道内停留时间，保持大便通畅，使粪便中的致癌物质及早排出体外，预防大肠癌和结肠癌的发生。

5.补钙

白萝卜尤其是萝卜皮中含的矿物元素钙，对人体钙的补充是有好处的。

6.降低癌症发病率

白萝卜中的微量元素硒能调节人体氧化还原反应和某些酶的催化反应速度，硒进入人体可促进生成一种化学物质——谷胱甘肽。当体内谷胱甘肽含量上升时，癌的发病率就会下降。

这样吃

1 白萝卜煲牛腩

牛腩300克，白萝卜一个，生姜、食盐、芝麻油适量。先将白萝卜和生姜洗干净，分别去皮，白萝卜切成块，生姜切成三片备用；牛腩用清水洗干净，切成块状备用。砂锅中加入适量清水，所有准备好的材料都放进去，烧开后先放入各种调味料，改用中火继续煲2小时左右即可食用。

2 红烧牛肉白萝卜

牛肉500克，白萝卜一个，板栗50克，葱、姜、酱油、盐、料酒、冰糖各适量。先将牛肉洗净切成四方块，将白萝卜洗净切成滚刀块，将板栗去皮备用。葱、姜切成段和块。锅置火上，倒入适量植物油，烧至七成热时，放入葱、姜爆香，然后放入牛肉块迅速翻炒，肉色发白后放入白萝卜块、葱段、姜片、板栗和酱油、盐、料酒、冰糖等，一同炖煮一小时左右，等汤汁烧好后即可食用。

挑选保存

一般来说，表皮光滑的萝卜说明其在生长过程中吸收的水分较多，肉质较细，所以要选择个体丰满、表皮白净的。而为了避免买到空心萝卜，要选择个头中型偏小，但分量重，有沉甸甸的感觉的萝卜。如果看到一些萝卜上面有半透明的斑点，则可能是受冻了，最好不要选择。

保存萝卜的方法可以先在阳台上晾一个晚上，等表皮起皱后再装进密封袋，这样可防止水分的流失，也不会糠心。原因是，白萝卜表皮起皱，就好比皮肤毛孔收缩了一样，反而使得萝卜里面的水分不容易散发出来，这个时候再及时把萝卜装入密封袋，可减缓萝卜里面部分水分的流失，因此能够保持很长时间不出现糠心。

饮食宜忌

尽管萝卜有很多功效，但对于脾胃虚寒的人，要注意，不能多吃或者生吃萝卜。在服用中药的时候，也不要吃萝卜，会降低药性。

萝卜不能与橘子、柿子同食，容易胀气。另外，红白萝卜也不能一起吃，虽然看起来红白相间非常好看，但红萝卜中含有一种叫解酵素的物质，会破坏白萝卜里的维生素，得不偿失。

小贴士：

在吃萝卜时，萝卜叶和萝卜皮通常是被丢掉的部分，其实这是非常错误的。萝卜叶含的维生素、热量和矿物质极为丰富，丢掉很可惜，不论是做馅、快炒还是泡菜，萝卜叶都能制作成美味的菜肴。

根据一项研究发现，萝卜中所含的钙质有98%在皮里，而且萝卜皮所含的维生素C是萝卜肉的2倍。

因此，萝卜叶和萝卜皮最好都不要丢弃。

菜中减肥瓜——冬瓜

关于冬瓜之名，有这样一个传说，神农氏爱民如子，培育了“四方瓜”，即东瓜、南瓜、西瓜、北瓜。并命令它们各奔所封的东西南北各方去安心落户，造福于民。结果，南、西、北瓜各自都到受封的地方去了，唯有东瓜不服从分配。东瓜先找借口说东方海风大，生活不习惯。于是神农只好让它换到西方，但东瓜又嫌西方风沙多，让它去北方呢，东瓜说怕冷，去南方它惧热，挑来选去，最后还是去了东方。

神农氏看到东瓜折腾半天，还是回心转意了，就高兴地说：“东瓜，东瓜，东方为家。”东瓜立即答道：“是冬瓜不是东瓜，处处都是我的家。”神农氏说：“冬天无瓜，你喜欢叫冬瓜，愿意四海为家，就叫冬瓜吧。”这就是冬瓜的得名传说。

认识冬瓜

冬瓜，又名枕瓜、白瓜，原产地在中国和印度。我国栽培冬瓜的历史已有二千多年。冬瓜虽然盛产于夏季，但由于其表皮上附着一层白粉，似冬天的白霜，故名。冬瓜含大量的水和其他营养素，肉质细嫩，滋味鲜美，是广受欢迎的蔬菜之一。除了食用价值外，中医很早就对冬瓜的药用价值进行了研究，一直将其视为食疗圣品，更因其能辅助瘦身而被称为“减肥瓜”。

话说营养

热量（千卡）	三大营养			胆固醇（毫克）	膳食纤维（克）	矿物质								
	蛋白质（克）	脂肪（克）	碳水化合物（克）			钙（毫克）	铁（毫克）	磷（毫克）	钾（毫克）	钠（毫克）	铜（毫克）	镁（毫克）	锌（毫克）	硒（微克）
7	0.4	0.2	1.9	0	0.7	19	0.2	12	78	1.8	0.07	8	0.07	0.22

维生素						
维生素A（微克）	维生素B_1（毫克）	维生素B_2（毫克）	维生素B_6（毫克）	维生素B_{12}（毫克）	维生素C（毫克）	维生素D（毫克）
13	0.01	0.01	30	0	18	0
维生素E（微克）	生物素（微克）	维生素K（微克）	维生素P（微克）	胡萝卜素（微克）	叶酸（微克）	泛酸（毫克）
0.08	0	1	0	10	26	0.21

1.解暑

夏天多吃冬瓜可以解暑、利尿，防止上火和口舌生疮。

2.有效预防水肿

冬瓜利尿的功效很显著，因此对各类疾病引起的水肿都有很好的消肿功效。慢性肾炎水肿、营养不良性水肿、妊娠期水肿等患者都可以毫无顾虑的吃冬瓜。

3.减肥

冬瓜富含多种维生素和微量元素，能够调节人体内新陈代谢的平衡。身体的肥胖多是由新陈代谢失衡引起的，冬瓜能减肥的作用就在于此。而且冬瓜性寒，能养胃降火，使人食量减少，促使体内淀粉、糖转为热量，而不变成脂肪。希望享受口腹之欲又想减肥的女性，比较理想的食物即是冬瓜。

4.慢性病患者尤宜

把冬瓜连皮一起煮汤，清热利尿的效果非常显著。不仅一般人适合，肾脏病、糖尿病和高血压、冠心病患者尤其适宜。

5.抗衰老

常吃冬瓜不仅能减肥，还可以起到抗衰老的作用，能使皮肤润泽光滑，肤色均匀亮白。

这样吃

1 冬瓜羊肉汤

准备羊肉300克，冬瓜500克，香菜、盐、胡椒粉、花椒、葱花、味精、猪油适量。把羊肉切成小薄片。把冬瓜洗净, 去皮、去籽切成片,用开水烫一下, 捞出, 沥净水。把香菜洗净切成末。锅置火上, 冬瓜片和羊肉片同时放入汤中，稍煮2分钟即可， 放入盐、花椒、葱丝、胡椒粉烧开, 加味精, 淋猪油, 撒上香菜末, 冬瓜羊肉汤就可以出锅了。

2 冬瓜草鱼汤

草鱼1条，冬瓜500克，盐、料酒、葱、姜、植物油各适量。将草鱼去鳃去内脏，洗净，放入锅中。将冬瓜去皮，去籽切成块，与料酒、盐、葱、姜、油一起加入锅内，放入适量清水，煮至鱼熟烂，拣出葱、姜即成。

挑选保存

黑皮冬瓜肉厚，口感好，一般来说，选购黑皮冬瓜最好。而好的黑皮冬瓜外形匀称、没有斑、肉质较厚、瓜瓤少，用手按的时候，肉质坚实，分量很足，这样的冬瓜就是好冬瓜。

买回来的冬瓜一般会附带一层完整白霜，存放时不要碰掉皮上的白霜，把它放在阴凉干燥的地方。而整瓜切开后，切面上会出现密密麻麻的点状黏液，这时可用干净塑料薄膜贴上，用手抹紧，放在阴凉干燥的地方，能够保存4–5天。

饮食宜忌

夏天气候炎热，心烦气躁，闷热不舒服时可以做冬瓜汤或者以冬瓜入食，能够清热。而冬瓜因其性凉，故脾胃虚寒、便溏者不宜多食；女子月经来潮期间和寒性痛经者忌生吃冬瓜。

冬瓜皮所含营养丰富，不但具有保健价值，而且具有药用价值，所以冬瓜最好带皮炖着吃。

小贴士：

冬瓜有祛痘美白的作用，可在家中自制洁肤水，将冬瓜、黄瓜洗净去皮，放入榨汁机中榨汁，去渣取汁，洁肤时取汁加入纯净水充分混匀即可。

菌中之冠——银耳

银耳因其色似白银而形似人耳而得名。银耳是我国特产，分野生和人工栽培两种。野生生于阔叶树的腐木上，分布于湖北、四川及福建等地。

认识银耳

银耳又叫白木耳，胶质半透明，柔软有韧性。银耳被誉为“菌中之冠”，既可以做滋补佳品，也可以是强身的补药。历代皇家贵族，都将银耳视为滋补佳品，长生不老药。清德龄公主说：“银耳那样的东西，它的市价贵极了，往往一小匣子银耳就要花一二十两银子才能买到……成为四川做官的人孝敬太后的一种专利品……”由此可见，历代皇族对银耳滋补效用的认同。

话说营养

热量（千卡）	三大营养			胆固醇（毫克）	膳食纤维（克）	矿物质								
	蛋白质（克）	脂肪（克）	碳水化合物（克）			钙（毫克）	铁（毫克）	磷（毫克）	钾（毫克）	钠（毫克）	铜（毫克）	镁（毫克）	锌（毫克）	硒（微克）
200	10	1.4	67.3	0	30.4	36	4.1	369	1588	82.1	0.08	54	3.03	2.95

维生素						
维生素A（微克）	维生素B_1（毫克）	维生素B_2（毫克）	维生素B_6（毫克）	维生素B_{12}（毫克）	维生素C（毫克）	维生素D（毫克）
8	0.05	0.25	0.1	2.6	2	970
维生素E（微克）	生物素（微克）	维生素K（微克）	维生素P（微克）	胡萝卜素（微克）	叶酸（微克）	泛酸（毫克）
1.26	—	—	—	0.05	76	1.37

1.养颜美容

银耳富含天然植物性胶质，加上它的滋阴作用，长期服用可以润肤，去除脸部黄褐斑、雀斑，达到养颜美容的目的。

2.提高肝脏解毒能力

银耳能提高肝脏解毒能力，维护肝脏正常的功能。

3.滋补良药

银耳是一味滋补良药，特点是滋润而不腻滞，具有补脾、开胃清肠、养阴清热、润燥的功效。对于阴虚火旺不宜用人参、鹿茸等温热滋补的病人来说，是非常好的补药。

4.减肥

银耳富含粗纤维，它的粗纤维能促进胃肠蠕动，减少人体对脂肪的吸收，并使脂肪排出体外，有减肥的效用。

5.提高机体抗癌能力

常吃银耳，能增强机体抗肿瘤的免疫能力，还能增强肿瘤患者对放、化疗的耐受力。

这样吃

1 银耳拌豆芽

绿豆芽100克，银耳20克，青椒40克，香油5克，精盐少许。将绿豆芽去根洗净；青椒去蒂、籽，洗净，切丝；银耳用水泡发，洗净。将炒锅上火，放水烧开，下入绿豆芽和青椒丝烫熟，捞出晾凉。银耳放入开水中烫熟，捞出过凉水，沥干水分。将银耳、豆芽、青椒丝放入盘内，加入精盐、香油、拌匀装盘即可。这道菜白绿分明，清新爽口，富含维生素C和胡萝卜素。

挑选保存

在购买白木耳时，并非越白越好。一般含二氧化硫成分的白木耳才会呈现白色，正常的银耳应该呈微黄色，特别是根部颜色相对较黄。从包装上看，一般的银耳，整袋打开后，没有什么刺激性气味，并且比较干燥，则是比较好的银耳，反之则是经过加工处理或者不好的银耳。

银耳在购买的时候就是干的，所以主要注意开封后封好口，放在干燥通风的地方，不让它发霉就没有问题了。

饮食宜忌

冰糖银耳羹含糖较高，睡前不宜服用。银耳性润而腻，能清肺热，所以外感风热者忌用。变质的银耳食用后容易引起中毒反应，严重者会有生命危险，要忌食。

小贴士：

银耳的干制品质地干硬，吸收水分比较困难，若想恢复原来的鲜嫩状态，需要一定时间。银耳既能用冷水发，也能用热水发。用热水发时水温高，水分在银耳中扩散、吸附的速度快，加快了胀发时间，使得质地不脆嫩，风味不佳。用热水胀发，会使组织内果胶物质水解，形成果胶酸，而使银耳失去脆性，还会使原料细胞破裂，无法吸收水分，使得银耳变烂。因此，要想吃到脆嫩的银耳，最好还是用冷水慢慢泡发。

地下雪梨——荸荠

《本草纲目》记载：“荸荠具有性微寒、滑，味甘；清热化痰、化积利肠、生津止渴、通淋利尿、消肿解毒之功效。”

认识荸荠

荸荠，又名地栗、黑山棱、水芋、马蹄等，最早产于我国南部和印度，至今已有二千多年的栽培历史。荸荠的品种较多，一般分成干、湿两大类。干的称为“马蹄”，湿的称为“地栗”。荸荠皮色紫黑，肉质洁白，味甜多汁，清脆可口，自古有“地下雪梨”之美誉，北方人视之为“江南人参”。荸荠既可作为水果，又可算作蔬菜，是大众喜欢的时令佳品。

话说营养

热量（千卡）	三大营养			胆固醇（毫克）	膳食纤维（克）	矿物质								
	蛋白质（克）	脂肪（克）	碳水化合物（克）			钙（毫克）	铁（毫克）	磷（毫克）	钾（毫克）	钠（毫克）	铜（毫克）	镁（毫克）	锌（毫克）	硒（微克）
—	1.2	0.2	13.1	—	—	4	0.6	44	306	15.7	0.07	12	0.34	0.7

维生素						
维生素A(微克)	维生素B_1（毫克）	维生素B_2（毫克）	维生素B_6（毫克）	维生素B_{12}（毫克）	维生素C（毫克）	维生素D（毫克）
3	0.02	0.02	—	—	7	—
维生素E（微克）	生物素（微克）	维生素K（微克）	维生素P（微克）	胡萝卜素（微克）	叶酸（微克）	泛酸（毫克）
0.65	—	—	—	0.02	—	—

我国医学认为，荸荠性味甘寒，清热化痰、生津开胃、明目清音、消食醒酒。临床上可用于热病烦渴、痰热咳嗽、咽喉疼痛、小便不利、便血、疣等症。

1.抗肿瘤作用

现代医学研究发现，荸荠有抑制肿瘤生成的作用，常吃可以预防肺部、食道和乳腺等癌症。

2.抗菌作用

荸荠中含有一种不耐热的抗菌成分——荸荠英，它对金黄色葡萄球菌、大肠杆菌、产气杆菌及绿脓杆菌均有抑制作用，也是夏秋治疗急性肠胃炎的佳品。

3.治疗呼吸道疾病

呼吸道传染病较多的季节，吃鲜荸荠有利于流脑、麻疹、百日咳及急性咽喉炎的防治。

4.利肠通便和利尿排淋作用

荸荠含有粗蛋白、淀粉，能促进大肠蠕动，临床上常用于治疗热邪引起的食积痞满和大便燥结等；荸荠水煎液能利尿排淋，可作为尿道感染患者的食疗佳品。

5.清肺化痰作用

荸荠甘、寒，能清肺热，又富含粘液质，有生津润肺化痰作用，故能清化痰热，治疗肺热咳嗽等症。

6.促进机体生长发育

荸荠是所有根茎类蔬菜中含磷最高的，磷是牙齿、骨骼的重要组成成分，可以促进人体生长发育和维持生理功能的需要，还可以促进体内的糖、脂肪、蛋白质的代谢，并能调节身体酸碱平衡，非常适宜儿童食用。

这样吃

1 荸荠炒肉片

鲜荸荠300克，瘦肉100克，洋葱、盐、味精、豆豉各适量。荸荠剥皮洗净，切成薄片。猪瘦肉切成小薄片。洋葱洗净切成寸长的丝状。将油置锅底烧至六成熟，瘦肉与荸荠同时倒入，用武火翻炒数遍，放入洋葱，待洋葱放出香味后，即将盐、味精投入，豆豉先用少许清水磨几下后即放入锅中，待豆豉水沸透几遍即可。本菜香脆爽口，滋生津液，具有清泻肝热，利导小便的功效，是高血压与糖尿病患者的佳肴。

2 荸荠狮子头

荸荠250克，鲜肉馅600克，鸡蛋3个，盐、料酒、湿淀粉、味精、葱、姜、酱油各适量。将荸荠剁成米粒大小，拌进肉馅中，加盐、鸡蛋、料酒、湿淀粉、味精、葱、姜末拌匀，做成四个大肉圆。炒锅上火，倒入油，油热后放入肉圆煎至两面黄时，烹入料酒，加酱油，倒高汤，用小火焖烧15分钟，将狮子头盛入用菜心垫好底的盆中，把卤汁着芡浇于面上。

挑选保存

选购荸荠时，要选择色泽良好，生长充实，果面清洁、新鲜、整齐。只有轻微的弯曲、凹陷、畸形，无腐烂、异味、灼伤、冻伤、疤痕、病虫害和机械伤为好。

如果想保存，在买的时候挑带泥的荸荠，回家后放在网线袋里，不要清洗，挂通风处，可以保存一段时间。

饮食宜忌

荸荠不宜生吃。因为荸荠生长在泥土中，外皮和内部都有可能附着较多的细菌和寄生虫，所以一定要洗净煮透后食用，而且煮熟的荸荠更甜。

荸荠属于生冷食物，故脾肾虚寒和有血瘀的人不宜食用。

食疗佳品——山药

据《本草纲目》记载，山药本名薯芋，因唐代宗名豫，封建时期为了避讳，改名薯药。后来又因宋英宗名曙再改名为山药。

认识山药

山药又名淮山药、山芋、淮山等。山药在我国已有几千年的栽培历史，主要产于湖北、河南、山西和湖南等地，以河南沁阳的怀庆山药最为著名，湖北谷城次之。

话说营养

热量（千卡）	三大营养			胆固醇（毫克）	膳食纤维（克）	矿物质								
	蛋白质（克）	脂肪（克）	碳水化合物（克）			钙（毫克）	铁（毫克）	磷（毫克）	钾（毫克）	钠（毫克）	铜（毫克）	镁（毫克）	锌（毫克）	硒（微克）
56	1.9	0.2	12.4	—	0.8	16	0.3	34	213	18.6	0.24	20	0.27	0.55

维生素						
维生素A(微克)	维生素B_1（毫克）	维生素B_2（毫克）	维生素B_6（毫克）	维生素B_{12}（毫克）	维生素C（毫克）	维生素D（毫克）
3	0.05	0.02	0.06	—	5	—
维生素E（微克）	生物素（微克）	维生素K（微克）	维生素P（微克）	胡萝卜素（微克）	叶酸（微克）	泛酸（毫克）
0.24	—	—	—	0.02	8	0.4

我国医学非常重视山药的医用功效，认为它具有健脾胃、益肾精，滋养强壮的功效。能够除寒热邪气，长志安神，助五脏、长肌肉、止泄痢、化痰涎等。

1.滋补功效

山药中含有多种极为丰富的营养素，包括黏蛋白、淀粉酶、皂甙、游离氨基酸、多酚氧化酶等，具有极佳的滋补功效，是病后康复者食补佳品之一。

2.增强骨质

山药中的黏液多糖物质与无机盐类相互结合，可以形成骨质，使软骨具有一定的弹性。

3.减肥

山药几乎不含脂肪，而且所含的黏液蛋白能预防心血管系统的脂肪沉积，防止动脉过早发生硬化。山药还有非常好的减肥功效。

4.增强免疫力

山药可使人体T细胞增加，增强免疫功能，延缓细胞衰老。所以“常吃山药延年益寿”的说法有一定的科学道理。

这样吃

1 山药薏米红枣粥

取大米100克，薏米100克，山药200克，红枣15克，冰糖适量。先将大米、薏米和红枣清洗干净，山药洗净去皮，切成滚刀块。锅放置在火上，放入清水与大米、薏米，中火煮开后，改成小火熬煮至粘稠，再加入红枣和山药，熬煮20分钟左右，至山药烂熟，根据个人口味加入冰糖后即可食用。

2 山药排骨汤

取排骨500克，山药200克，胡萝卜一根，枸杞、生姜、料酒、八角、白醋、盐适量。将山药洗净，削去皮，切成滚刀块，胡萝卜同样切成滚刀块。锅内放半锅清水，先放入排骨段，用大火烧开，等到水面浮起泡沫，把排骨捞出洗净。砂锅内放入适量水烧开，把排骨、姜、料酒、八角一起放入，放几滴白醋，小火熬煮一小时左右，放入山药、胡萝卜，小火再煮一小时，放入枸杞和盐调味，出锅即可。

挑选保存

山药一般要选择茎干笔直、粗壮，拿到手中有一定分量的。如果是切好的山药，则要选择切开处呈白色的。新鲜的山药一般表皮比较光滑，颜色呈自然的皮肤颜色。在冬天买山药时，要先用手握几分钟，如果山药出汗了，说明已经受冻。冻过的山药切面黏液变成水，回暖的山药有硬心且肉色发红，不要选择。

如果是整根无损的山药，要放在干燥处保存。如果购买的是切开的山药，则要避免接触空气，用塑料袋包好放入冰箱冷藏，尽快食用。

饮食宜忌

山药最适宜身体虚弱、精神倦怠、食欲不振、消化不良、慢性腹泻、虚劳咳嗽的人和糖尿病患者食用。在烹制山药前，宜先去掉皮再用，以免产生麻、刺等异常口感。山药有收涩的作用，因此大便燥结、便秘者忌食。

小贴士：

烹制山药时，有个最大的困扰就是手痒。为了防止手痒，你可以这样做：

1.先把手洗净，然后在手上抹醋，连指甲缝也别落下，过一会瘙痒的感觉就会消失，这是酸碱中和的道理。

2.可以把手放在火上烤一下，反复转动手掌，让手部受热，这样能分解渗入皮肤的皂角素。

3.把手放在大米中反复搓揉也能缓解瘙痒的感觉。

天然抗生素——大蒜

大蒜是烹饪中不可缺少的调味品，各种风味的菜肴都离不开大蒜。据说在4500年前，古巴比伦国王是历史上最早食蒜成癖的人，他曾经向民间征集大蒜，让臣民们往皇宫内送大蒜，以满足他的食蒜嗜好。

认识大蒜

大蒜，又名胡蒜、独蒜，在我国有着非常悠久的栽培历史，据载由西汉张骞出使西域时带回中国。大蒜用来食用和治病的历史也非常悠久，因其具有营养价值高、易栽培等特点，自古就被很多人所喜爱。据现代研究分析，大蒜所含有的大蒜素和一种抗菌广、毒性小的杀菌素，能够治疗多种疾病，可谓“天然抗生素”。

话说营养

热量（千卡）	三大营养			胆固醇（毫克）	膳食纤维（克）	矿物质								
	蛋白质（克）	脂肪（克）	碳水化合物（克）			钙（毫克）	铁（毫克）	磷（毫克）	钾（毫克）	钠（毫克）	铜（毫克）	镁（毫克）	锌（毫克）	硒（微克）
117	4.5	0.2	27.6	—	1.1	39	1.2	117	302	19.6	0.22	21	0.88	3.09

维生素						
维生素A (微克)	维生素B_1（毫克）	维生素B_2（毫克）	维生素B_6（毫克）	维生素B_{12}（毫克）	维生素C（毫克）	维生素D（毫克）
5	0.04	0.06	1.5	0	10	10
维生素E（微克）	生物素（微克）	维生素K（微克）	维生素P（微克）	胡萝卜素（微克）	叶酸（微克）	泛酸（毫克）
1.07	0	0	0	30	92	0.7

大蒜性温，味辛、平，有消肿解毒、杀虫的作用。

印度医学创始人差拉克说：“大蒜除了讨厌的气味之外，其实际价值比黄金还高。”俄罗斯医学家称大蒜是土里长出来的盘尼西林，也就是我们所熟知的青霉素。

1.防止血栓形成

大蒜有明显的降脂及预防冠脉硬化的作用，因而可防止血栓形成。

2.杀菌

大蒜中含有一种叫“硫化丙烯”的辣素，其杀菌能力是青霉素的1/10，对病原菌和寄生虫有良好的杀灭作用，有预防流感、防止伤口感染、治疗感染性疾病和驱虫的功效。

3.保护肝脏

大蒜能保护肝脏，诱导肝细胞毒酶的活性，并能有效阻断亚硝酸胺这种致癌物的合成，从而防止癌变的发生。

4.延缓衰老

据研究证实，大蒜的抗氧化活性高于人参，且易被人体吸收，所以经常食用大蒜能有效延缓衰老。

5.降低血糖

现代人的膳食结构不够合理，其中硒的摄入少，这就使人体中胰岛素的合成能力下降，致使糖尿病高发。而大蒜中硒含量较多，对胰岛素的合成有促进作用，所以常食大蒜可以预防糖尿病的发生。

6.防治铅中毒

长时间接触铅或者铅中毒患者经常食用大蒜能够有效的防治。

7.防癌抗癌

大蒜中含有丰富的蒜氨酸和蒜酶，这种物质并没有抗癌的作用。但如果把大蒜切成片放一会，这两种物质和氧气充分反应，产生大蒜素，抗癌效果很好。

这样吃

1 蒜泥茄块

嫩茄子500克，大蒜35克，白糖、酱油、味精、香油、精盐各适量。将嫩茄子洗净，带皮切成块，加盐腌至发软时，放入凉开水中洗去盐分。将大蒜去皮，洗净，捣成蒜泥，加酱油调稀，加入适量白糖、味精、香油、调成蒜泥调味汁。将茄子切块轻轻挤去水分，放入盘中，浇上蒜泥调味汁，拌匀即成。

2 姜蒜炒羊肉丝

取羊肉250克，生姜50克，甜椒2个，蒜苗50克，黄酒、精盐、酱油、甜面酱、湿淀粉、植物油各适量。先将羊肉洗干净，切成粗丝，加入黄酒、精盐拌匀备用。将生姜、甜椒洗净，切成丝，蒜苗切段。将湿淀粉、酱油勾成芡汁备用。锅置火上，加适量植物油烧至七成热，依次加羊肉丝、姜丝、甜椒丝、蒜苗煸炒几下，加入甜面酱炒匀，勾入芡汁，翻炒片刻即可盛出食用。

挑选保存

在挑选大蒜的时候首先要看是不是饱满，松软看得见水的大蒜都不好。其次，好的大蒜颗颗都是很硬的，不好的大蒜软软的，能捏出坑来。最后，好的大蒜比较好剥皮，不好的大蒜剥开后一层层好像一直在剥皮，剥到最后剩一个芽状物了。

在常温下，将蒜头放入网袋里悬挂于通风处即可。大蒜也可以放冰箱冷藏保存，存放时，不要让大蒜发芽、受冻。

以油炸黄金蒜的方式保存：将大蒜洗净、风干后去外膜，放入热油中炸成金黄色，待油滴尽之后，裹上保鲜膜放入冰箱，就能长时间的保存了。

饮食宜忌

预防和治疗感染性疾病时应该生食大蒜，因为大蒜加热后蒜辣素会迅速分解；大蒜同菜花、胡萝卜等富含维生素的蔬菜搭配，抗癌效果更明显。腌制大蒜的时间不宜过长，以免破坏有效成分。发了芽的大蒜食疗效果甚微，最好不要再食用，但蒜苗营养丰富。

吃大蒜并不是越多越好。大蒜吃多了会影响B族维生素的吸收，大量食用大蒜还对眼睛有刺激作用，容易引起眼睑炎、眼结膜炎。大蒜不宜空腹食用。

小贴士：

食用大蒜最好捣碎成泥，而不是用刀切成蒜末，并且要先放10-15分钟，让蒜氨酸和蒜酶在空气中结合产生大蒜素后再食用。吃完大蒜后喝一杯咖啡、牛奶或是绿茶，或者嚼一些茶叶、口香糖等，都可以起到消除口气的作用。

寒土山珍——竹笋

《本草纲目》中这样记载竹笋："性寒、味甘；滋阴凉血、开胃健脾、清热化痰、解渴除烦、利尿通便、养肝明目。"

认识竹笋

竹笋，又名竹肉、竹胎、毛竹笋等，主要产于长江流域及南方各地。我国是食用竹笋最早的国家之一，至今已有三千多年的历史，民间有"无笋不成席"之说。竹笋拥有相当丰富的营养，且在无污染的环境下生长，被公认为是最佳的绿色食品之一，享有"寒土山珍"之誉。如今，在日本、韩国等地区，竹笋更是广受欢迎的蔬菜之一。

话说营养

热量（千卡）	三大营养			胆固醇（毫克）	膳食纤维（克）	矿物质								
	蛋白质（克）	脂肪（克）	碳水化合物（克）			钙（毫克）	铁（毫克）	磷（毫克）	钾（毫克）	钠（毫克）	铜（毫克）	镁（毫克）	锌（毫克）	硒（微克）
19	2.6	0.2	3.6	—	1.8	9	2.4	64	389	0.4	0.09	1	0.33	0.04

维生素						
维生素A（微克）	维生素B_1（毫克）	维生素B_2（毫克）	维生素B_6（毫克）	维生素B_{12}（毫克）	维生素C（毫克）	维生素D（毫克）
5	0.08	0.08	0.13	0	5	0
维生素E（微克）	生物素（微克）	维生素K（微克）	维生素P（微克）	胡萝卜素（微克）	叶酸（微克）	泛酸（毫克）
0.05	0	2	0	80	63	0.63

1.减肥

竹笋是低脂肪、低糖、多纤维的菜品，本身可吸附大量的油脂来增加味道。肥胖的人如果经常吃竹笋，进食的油脂会因它的吸附而降低胃肠道对油脂的吸收和累积，从而达到减肥目的，并减少高脂血症类疾病的发生。

2.补充人体所需的氨基酸

竹笋中含有人体所需的赖氨酸、色氨酸、苏氨酸、苯丙氨酸、谷氨酸、胱氨酸等多种营养，常吃竹笋是补充氨基酸的上佳选择。

3.预防肿瘤

研究发现，竹笋含有丰富的纤维素，同时脂肪含量低，可以防治便秘，同时也是大肠癌等肿瘤患者的上佳选择。

这样吃

1 炒笋菇

取水发冬菇60克，冬笋150克，酱油、白糖、味精、湿淀粉、香油、黄酒、鲜汤、植物油、盐各适量。先把冬笋切成丝，冬菇洗净放在碗中备用。锅置火上，放入适量植物油，烧至五成热，放冬菇、冬笋煸炒，随后加入酱油、盐、白糖、黄酒继续煸炒至冬笋入味。再加入一点汤，汤烧净后放味精，最后用湿淀粉勾芡，放入香油，出锅即可食用。

2 竹笋豌豆羹

冬笋100克，豌豆苗100克，鲜汤300毫升，牛奶50毫升，精盐、生姜汁、湿淀粉、香油各适量。将冬笋去皮洗净，剁成碎末；豌豆苗洗净，沸水中略烫捞出，冷水中过凉，剁成末。将冬笋末和豌豆苗末放入碗中，加入精盐、生姜汁拌匀。炒锅上旺火，加入牛奶、鲜汤，烧沸后加拌好的冬笋末、豆苗末，烧熟后用湿淀粉勾稀芡，淋上香油即成。

挑选保存

选购竹笋一要看根部，根部的“痣”要红，“痣”红的笋鲜嫩；二要看节，节与节之间距离越近，笋越嫩；三要看壳，外壳色泽鲜黄或淡黄略带粉红、笋壳完整且饱满光洁的质量较好；四要手感饱满，肉色洁白如玉。

竹笋采收后会迅速老化，除了已经加工过的桂竹笋与箭竹笋之外，其他的竹笋保鲜极为不易，因此要尽量趁鲜食用。如果确实要保存，则可以用大的容器盛一些干的细沙，然后将带皮的笋深埋其中，之后在上面喷少量的水锁住水分就可以了，此法一般可以保存半月左右。也可采取冰箱冷冻，但要在扒去外皮后适当的留几层皮，待要食用时再完全去皮。鲜笋存放时要连皮壳储存，否则易丢失水分并失去清香味。

饮食宜忌

竹笋的吃法很多，但烹制前应用开水焯一下，以除去笋中的草酸。

改刀时，笋尖的部分应顺丝切，笋尖以下部分应横丝切，这样烹制时更易入味。

由于竹笋中含有较多的草酸，会和其他食品中的钙质结合成草酸钙不利于人体的吸收，所以儿童不宜多食，有结石的患者也不宜过多食用。

个别人对竹笋有过敏反应，初次食用时应注意。

小贴士：

将鲜竹笋的根煮水代茶饮可降低血中胆固醇，起到减肥、治高脂血症、高血压病的作用。

全方位的健康水果——梨

梨原产我国，《诗经》相传古时有一男子叫杜郎，与双目失明的母亲相依为命。杜郎生来为人正派，和睦乡邻，并以孝敬母亲而闻名乡里。杜郎整日早出晚归，苦于耕作，换取薄银给母亲四处请医抓药，医治双目。神仙天龙闻听后，为探虚实，决心亲自试探一下。一天，杜郎从田里忙完回家。路上，天龙化作一位老人，病倒在路旁。杜郎见后，急忙上前询问，并把天龙背回家中，抓药喂药，照顾倍至，天龙深受感动，就把杜郎叫到身旁，问其有何要求，杜郎说，我什么也不求，只求一治眼良方。于是天龙为杜郎的母亲开了一剂药方，并交待说，药好抓，但药引子难求，药引子就是人肉。杜郎说，这好办，为了母亲双眼早日重见天日，从身上割下一块肉何难？就这样，有了杜郎的人肉药引子，经过天龙药方的医治，杜郎的母亲的双眼很快重见光明。

天龙回到天庭后，和各位天仙讲在人间的所见所闻。妹妹天女被杜郎人品所打动，产生了爱慕之情，决心下凡到人间见一见杜郎。但天庭有天规，仙人不得下凡。天女一次次求哥哥天龙相助，天龙被妹妹的痴情所动，就设法让妹妹私自下凡，并在下凡前到百果园为天女摘了一束梨枝。交待说杜郎的村附近有一片杜梨树，你下去把梨枝嫁接到杜梨树上，结出果实后，一可以食用，二可以卖些银两度日。天女下凡后，见杜郎一表人才，爱意更浓，决心与杜郎结为夫妇，并把带来的梨枝让杜郎嫁接到了杜梨树上。经过杜郎的精心培植，代代相传，演变成了今天的的鸭梨。

认识梨

梨又称快果、蜜父、果宗、玉乳，俗称白梨、沙梨和水梨等，梨原产我国，《诗经》《齐民要术》等都有记载，已有3000多年的栽培历史，有“百果之宗”的美誉。梨的种类很多，约有1000多种，著名的有安徽砀山梨、河北鸭梨、西北贡梨和湖北沙梨等。梨被称为“全方位的健康水果”和“全科医生”。

话说营养

热量（千卡）	三大营养			胆固醇（毫克）	膳食纤维（克）	矿物质								
	蛋白质（克）	脂肪（克）	碳水化合物（克）			钙（毫克）	铁（毫克）	磷（毫克）	钾（毫克）	钠（毫克）	铜（毫克）	镁（毫克）	锌（毫克）	硒（微克）
45	0.4	0.1	7.3	0	2.0	11	0.7	12	97	3.9	0.06	5	0.1	0.7

维生素						
维生素A（微克）	维生素B_1（毫克）	维生素B_2（毫克）	维生素B_6（毫克）	维生素B_{12}（毫克）	维生素C（毫克）	维生素D（毫克）
100	0.01	0.04	30	0	4	0
维生素E（微克）	生物素（微克）	维生素K（微克）	维生素P（微克）	胡萝卜素（微克）	叶酸（微克）	泛酸（毫克）
1.46	57	0	0	0.6	5	90

梨的药用价值在我国古代医学文献上早有记载。《本草纲目》称其能“润肺凉心，清痰降火，解疮毒、酒毒”；我国药典《本草从新》上说梨“性甘寒微酸”，具有“清心润肺、利大小肠，止咳消痰，清喉降火，除烦解渴，润燥消风，醒酒解毒”等功效。

1.帮助消化

营养学研究者认为，梨中含有较多的糖分和多种维生素，患肝炎的病人吃能起保肝和帮助消化、促进食欲的作用。

2.保护心脏

梨中含有丰富的B族维生素，能保护心脏，减轻疲劳，增强心肌活力，降低血压。

3.祛痰止咳

梨所含的配糖体及鞣酸等成分，能祛痰止咳，对咽喉有养护作用。

4.清热镇静

梨的清热镇静作用也很突出，其中所含的糖类、维生素等，对于清热除烦、清心解渴都很有帮助。

5.防癌抗癌

食梨能防止动脉粥样硬化，抑制致癌物质亚硝胺的形成，从而防癌抗癌。

6.通利大便

梨中的果胶含量很高，有助于消化，通利大便。

7.延缓衰老

梨中含有一种特殊物质——硼。当身体内硼充足时，人的记忆力、注意力和心智敏锐度都会提高，同时女性的骨质疏松症状也会缓解，这在一定程度上说明，常吃梨可延缓衰老，尤其是女性。

这样吃

1 菊花雪梨淡奶汤

取雪梨5个，牛奶500克，白菊花5朵，白果20克，蜜糖适量，清水适量。先将白菊花洗净，选择优质花瓣备用；雪梨削去皮，梨肉切块；白果去壳，热水烫去衣、去心。然后把白果、雪梨放入锅中，加适量清水，旺火煮沸后小火煲至白果熟，加菊花瓣、牛奶煮沸，熄火稍降温，依据个人口味再加蜜糖调匀即可。

2 凉拌梨丝

梨、黄瓜、胡萝卜适量，将切丝的黄瓜与胡萝卜加入少量的盐，与切成丝的梨调拌，按各人喜好加入麻辣酱、酱油、醋、芝麻、砂糖等。梨中维生素C含量很少，因此即使加入会破坏维生素C的黄瓜或胡萝卜，也不会有妨碍。

挑选保存

一般优质的梨果实新鲜饱满，果形端正，大小均匀适中，带有果柄，成熟适度（八成熟），肉质细，质地脆而鲜嫩，细胞少，汁多，有甜味或酸甜味；无霉烂、冻伤、病灾害和机械伤。

由于梨的肉质、风味不同，不同地区、不同人群对梨的种类喜好不同，所以要根据自己的喜好选择合适的品种；如购买秋子梨，要注意梨果是否已经后熟。已经后熟的， 要买后即食，否则几天就会变质，失去食用价值。经后熟的梨不耐运输和挤压。

为了让梨熟的恰到好处，可以把梨放在冰箱的保鲜盒里一两天，然后再把它放到室温下的果篮中让它自然变熟，这样就会加快成熟的过程。梨的水分较多，可用报纸将梨包住保存，以减少水分的流失，然后放在阴凉通风，有一定湿度的地方，一般可以保存3–4周左右。梨也可以放入冰箱冷藏室保存，但最好用塑料袋密封一下，冷藏室的温度也不宜过低，保持在0℃以上为好。

饮食宜忌

咳嗽痰稠或无痰、咽喉发痒干疼者，慢性支气管炎、肺结核患者，高血压、心脏病、肝炎、肝硬化患者，饮酒后或宿醉未醒者尤其适合吃梨；此外由于梨可清喉降火，播音、演唱人员经常食用煮好的熟梨，能增加口中的津液，起到保养嗓子的作用。

梨虽味美好吃，作用也很多，但梨性偏寒，多吃会伤脾胃，因此畏寒者要少吃。而梨水分含量高，容易起夜者，睡前最好不要吃。一些手脚寒凉者，在吃梨的时候，最好煮熟，以防寒症加重，糖尿病患者最好不要食用。

第六章 药食同源，吃掉蔬果赶走疾病

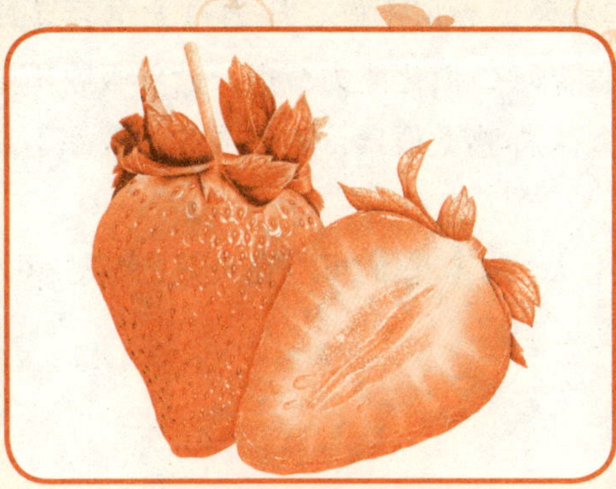

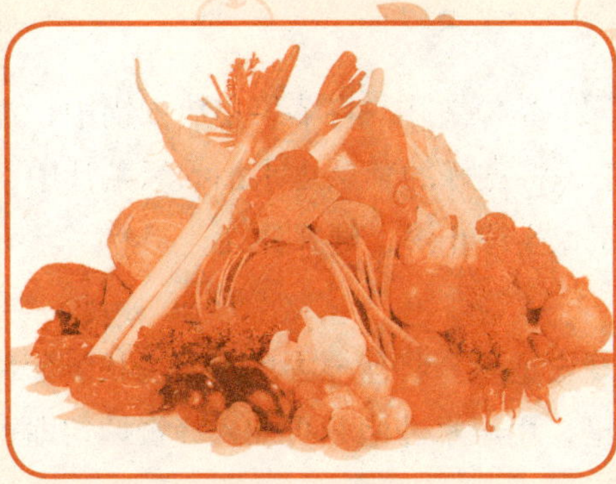

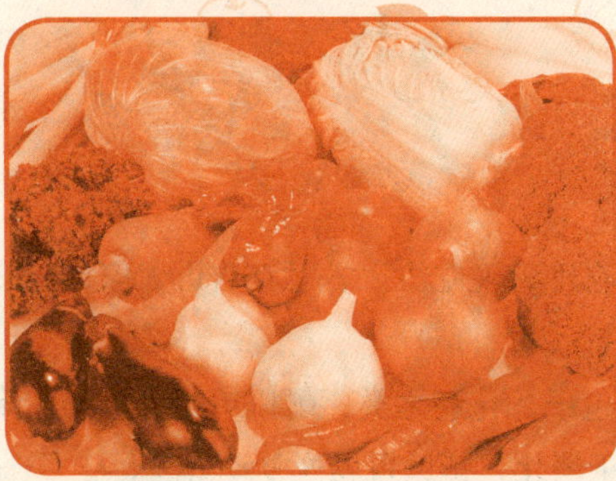

食欲不振

很多人有过这样的感受，明明久未进食或吃得很少，却不饿，没有胃口。尤其在炎热的夏天，这种感觉更多些，于是才有“苦夏”一说。而一入立秋，要贴“秋膘”，恐怕也是想把夏天食欲不振丢掉的分量补回去。

而有些时候，并不是在夏天，心情不好、压力过大也会导致食欲不振。食欲不振往往会导致恶性循环，消化能力减退，营养吸收不全，从而致使身心疲倦，精力耗损，每天都感觉很累，工作或学习效率不高，这种恶性的循环让人很头疼。

这时，有些水果就能帮上大忙了，它们可以在炎热的酷暑里，或压力重重的时候让我们的胃口不受影响。

食疗方

苹果皮蜂蜜饮

苹果皮45克，绿茶3克，蜂蜜30毫升。将苹果皮放入锅中，加适量水煎煮5分钟。用热水冲泡绿茶，将煮好的苹果皮水加入绿茶汁中，再加入蜂蜜调匀，即可饮用。这道茶饮生津止渴，健脾补气。

菠萝葡萄汁

葡萄20克，菠萝50克，蜂蜜适量。将菠萝去皮切成块状。葡萄去皮与籽。将葡萄与菠萝放入杯子里，用滚水冲泡，再加入蜂蜜调匀即可饮用。此饮可增进食欲，舒缓疲劳。

缓解妙招

三餐多样化

俗语说：“早吃好，午吃饱，晚吃少”，意在告诉大家比较合理的三餐配制规则。

早餐可以吃些面食，如包子、花卷之类，配以鸡蛋、牛奶、米粥和一些少油的凉拌菜，这样更利于消化，帮助胃肠恢复动力。

午餐比较重要，起到承上启下的作用，因此要吃得营养而全面，保证下午工作或学习所需要的能量，建议吃米饭、面食、鱼类、肉类、蔬菜等等。下午三点左右，最好加上一个水果或几颗干果。这样到吃晚餐时不会太饿，也就不会吃太多。

晚餐尽量清淡简单，可以用绿豆、红豆，加上大米、黑米、糯米等熬煮一锅营养全面的八宝粥，菜肴尽量选择清淡口味的炒菜或是凉拌菜。

柠檬好帮手

关于柠檬，我们已经知道它的很多功效了，诸如放在羊肉或牛肉中，能够去除膻味，还能使肉质更加细嫩。其实，柠檬中含有丰富的维生素，尤其是盐酸的含量丰富，杀菌效果显著。

有试验显示，酸度极强的柠檬汁在15分钟内可把海生贝壳内所有细菌杀死。在夏季细菌病毒泛滥的时节，柠檬既可杀菌又有开胃止呕的功效，是防治食欲不振的最佳水果。

消化不良

消化不良的表现有很多，前面咱们说的食欲不振就是其中一种表现。但并不是所有的食欲不振都是由消化不良引起的，但消化不良却是由胃肠道不适所引起的。

如果胃肠道比较虚弱，一不小心由于天热或天凉引起腹痛腹泻，着实是件痛苦的事。胃肠道不适或消化不良通常与我们的生活习惯和饮食不规律有关，要想改善消化不良症状，需要调整生活习惯和进餐习惯，帮助改善胃肠的不适，以预防消化不良症。

食疗方

草莓葡萄酒

取红葡萄酒200毫升，白葡萄酒200毫升，草莓500克，白糖适量。将草莓洗净，放入容器中，加入白糖腌制2小时。将两种葡萄酒放入容器中与草莓拌匀，密封后放入冰箱，大概一周后就可饮用。

缓解妙招

暂停进食

一旦觉察到胃口不适，有消化不良症状，最好的办法是先暂停进食，给胃肠道一个休整的时间。至于要禁餐多久，视情况而定。要完全禁餐还是部分禁餐，也视情况而定。禁餐期间要根据口渴情况饮用淡盐水，及时补充水和盐分，也可喝一点白糖水，这些都不会增加胃肠负担。如果感觉没有必要完全禁食，可以适当吃一点清粥小菜，这些食物不会加重胃肠负担。

酸奶

如果说不想通过吃药促进消化，那么有一种食物不是药物却能促进胃肠蠕动——酸奶。

酸奶除了含有牛奶的全部营养素外，还有一个最为突出的特点是含有丰富的乳酸，可缓解因喝牛奶所导致的肠胃不适。此外，酸奶中含有大量益生菌，能加快胃肠蠕动，促进消化吸收，缓解腹胀腹泻等问题。

感冒

感冒分为很多种，常见的流行性感冒是一种季节性疾病，是由病毒引起的传染疾病，一般在寒冷季节发生，冬季与春季最为常见。流感的症状多为打喷嚏、流鼻涕、咽喉痛、咳嗽、发冷或发热、关节酸痛或全身不适症状。

食疗方

菊花柳橙汁

柳橙3个，菊花适量。将菊花洗干净，放入滚水中冲泡成茶汁，放凉后备用。柳橙榨汁，加入晾凉的菊花水一起混合均匀，饮用此汁可消除感冒与发热症状。

缓解妙招

多食维生素C和维生素E

维生素C有减轻感冒症状的作用。维生素E在人的免疫系统中占有重要的地位，但它多存在于动物脂肪和植物油当中，所以那些不爱吃肉、吃油的人摄入得少，他们需要补充一些维生素E类的食品。冬春时节是感冒的多发季节，此时，新鲜蔬菜和水果都较少，因此可以适量服用一些维生素制剂，但注意不要过量。

充足睡眠

感冒时，老人们常说，快快盖好被子睡觉去，盖好厚厚的被子能使汗液排出，缓解发热症状，而多休息，则会提高免疫力，加快痊愈。国外有一项试验，让42名志愿者只睡后半夜，第二天他们的免疫力就下降了30%。接着，又让他们睡足了8个小时，结果他们的免疫力又完全恢复了。由此可见，充足的睡眠是身体强健的基础。

喉咙疼痛

喉咙痛多是咽部感染或受到刺激所致，如果是感染诱发炎症，除了吃消炎药物外，还有一些食疗方能缓解喉咙痛的症状。

食疗方

西红柿雪梨汁

西红柿200克，雪梨1个。将梨洗净，去皮去核，梨肉切成小块。西红柿洗净，同样切成小块，放入榨汁机中——同打成果汁，饮用此果汁能够有效缓解喉咙痛和咽部发炎的症状。

川贝雪梨粥

糯米100克，雪梨1个，川贝5克，白糖适量。先将糯米洗净，放入锅中煮粥。雪梨洗净去皮去核，果肉切成小块备用。粥将熟时，放入雪梨和川贝，稍煮一会后，放入白糖，即可食用。我们知道川贝、雪梨都是润肺的上佳食材，与糯米同煮，可帮助润肺，改善咽喉疼痛的症状。

缓解妙招

多喝水

多喝水的好处是可以滋润干燥的喉咙组织，缓解疼痛症状。但也并不是所有饮料都可以喝，浓稠的乳品饮料容易使喉咙的粘液增多，刺激发炎的组织，不宜饮用。此外，含有咖啡因的饮料有利尿的作用，会使体内水分流失，也不宜饮用。我们前面提到的能缓解感冒症状的柳橙汁也不宜多喝，柳橙汁也会刺激发炎组织，使喉咙不适感增强。

增加室内湿度

在喉咙痛时，我们常有这样的感受，就是呼吸不畅所以喜欢张着嘴巴，尤其在睡觉时。如果呼进的空气仍是干燥的，喉咙不适不仅不会缓解，反而愈发难受。相反，如果室内环境湿润，则会感觉舒适。

其实，这点在冬春季节也能体会到，尤其是冬季北方室外干燥寒冷、风沙大，而室内暖气充足，空气湿度小，晚上睡觉时也会有呼吸不畅的感觉。此时，利用加湿器让室内环境变得湿润，人体就能感觉舒适。

牙龈肿痛

随着生活压力的增大，人们作息与睡眠时间不规律，身体内因消耗大量维生素C而得不到有效补充，产生了牙龈肿痛和牙龈出血等症状。

俗话说，牙疼不是病，疼起来真要命。牙痛会让人神思萎靡、不想进食，从而影响到正常的工作和学习。

食疗方

柠檬草莓汁

草莓100克，柠檬汁10毫升，蜂蜜15毫升。将草莓洗净，去蒂，放入果汁机中打成汁，倒入杯中加入柠檬汁和蜂蜜调匀，即可饮用。此饮能有效改善上火现象，治疗牙龈出血。

缓解妙招

别吃太酸的食物

为什么说不要吃过酸的食物呢，因为牙齿最适宜在35℃—36℃的口腔温度以及PH值为6.8弱酸性环境中进行新陈代谢，如果过凉、过酸都会引发不适，因此，在吃东西时，为了牙齿健康要注意这两点。

勤换牙刷、温水漱口

牙刷至少3个月换一次。使用太久，如果刷毛飞起，根本无法起到彻底清洁牙齿的效果，而且长时间使用，牙刷上细菌堆积，对口腔健康不利。用温水漱口，是因为牙髓神经对温度比较敏感，尤其是患有牙齿磨损或是暴露的牙齿，一遇冷刺激就可引起牙痛，而温水对牙齿来说是一种天然的保护剂，可防治过敏性牙痛。

便秘

便秘的症状即排便非常困难，想排便却经常排不出来，排便量少而大便干燥。由于排便不通畅，会诱发头痛或腹胀等症状出现，还会出现食欲不振与睡眠不安稳等，长时间的便秘会引发痔疮和癌变。

一般情况下，说到便秘人们最先想到的是开塞露等疏通药。其实，如果不是长期的便秘，食物是最好的药方。含有高纤维的食物能够吸收并保持水分，使得大便较为柔软，如此便易于排出。水果中含有纤维素易于被人体吸收，水果不仅能预防便秘，还能促进胃肠蠕动，对其他便秘所引起的疾病起到防治作用。

食疗方

葡萄鲜桃羹

葡萄干20克，水蜜桃2个，冰糖少许。将新鲜的桃子洗干净，用开水烫过后剥去皮，再去核，捣成泥状，加入葡萄干和冰糖，放适量清水，置于火上熬煮成糊状即可。这道水果羹能帮助润肠通便，有效改善便秘的症状。

缓解妙招

调整饮食结构

水果和蔬菜富含膳食纤维，能够加快胃肠蠕动，使大便不会过于干燥。所以，多吃一些蔬菜和水果好处很多。除此之外，如糙米、玉米等这些粗粮也富含膳食纤维。因此要注意粗细搭配，让饮食结构趋于合理。

养成定时排便的习惯

要确定一个适合自己的排便时间（最好是早晨），到时候不管有无便意，或能不能排出，都要按时蹲厕所，只要长期坚持，就会形成定时排便的条件反射。

痛经

痛经是不少女性都曾经有的困扰。主要是感觉腹部疼痛，严重的会出现剧烈疼痛。出现痛经主要是因为身体虚寒，没有做好适当的保暖，使得下腹部受寒，或者是因为喝了太多冷饮，使得寒气堆积在体内，影响气血运行而造成的经血排出困难，诱发疼痛。

食疗方

苹果鸡肉沙拉

苹果100克，鸡胸肉150克，熟土豆150克，核桃仁100克，沙拉酱100克。将鸡胸肉洗净煮熟，切成小丁。苹果洗净去皮去核，果肉切成小块；将熟土豆切成小块。将苹果块、土豆块和鸡丁混合，加入核桃仁、沙拉酱搅拌均匀，这道凉菜有改善痛经的作用。

缓解妙招

适当多吃温热食物

温性食物如牛肉、羊肉、桂圆、红枣等，应多食。禁食冷饮和寒凉性食物。此外，还要避免摄入咖啡因，咖啡、茶、可乐、巧克力中所含的咖啡因，使人神经紧张，可能促成月经期间的不适。因此，应避免咖啡因。此外，咖啡所含的油脂也可能刺激小肠。

保持温暖

很多女性不注意保暖，这是痛经发生的一个重要原因。尤其是寒冷的冬天，一定要穿暖，避免身体着凉。足部是穴位最多的部位，每晚用热水泡脚，有助于血液畅通，缓解痛经症状。

失眠

对于现代人来说，由于工作压力大，人们的心情容易变得焦虑，进而导致种种疾病发生，失眠已经变成了常见病。如果你不是经年累月的长期失眠，那么调整作息，合理膳食是可以改善的。如果你的失眠症状已经持续了半年或一年，而且已经长期服用有助于睡眠的镇静药物，除了自我调整，建议你应该尽早就医。

食疗方

橘皮桂圆酒

红枣100克，橘皮100克，桂圆100克，白酒1000毫升。将橘皮切成细丝，红枣与桂圆洗净，与橘皮丝一起浸泡在白酒中。将瓶塞封好，每天摇晃摇晃，以保证食材充分浸泡，两周后即可饮用。轻微失眠的患者，每天饮用1–2次。

缓解妙招

晚餐不要吃的过油过饱

之所以建议大家晚餐吃少吃清淡，因为晚餐几小时后，我们的身体将要休息，胃肠蠕动减缓。过多过油的食物会增加胃肠负担，不但会影响睡眠，还会诱发胃肠疾病。

定时休息

健康人的睡眠时间一般会在7-8个小时，但不一定强求，应视个体差异而定。入睡快而睡眠深、一般无梦或少梦者，睡上6个小时即可完全恢复精力；入睡慢而浅睡眠多、常多梦恶梦者，可适当多睡。

不管睡眠时间长短，一定要养成定点睡觉的习惯，尽量不熬夜晚睡，这样不仅对身体伤害大，久而久之，还会加重失眠症状。

糖尿病

糖尿病患者的饮食对控制病情非常重要，因此，吃什么，怎么吃都要严格遵守食品的交换原则。很多糖尿病患者不敢吃水果，因为多数水果含糖量都很高，容易加重病情。而一些中老年患者，更是把水果排除在外，以防患上糖尿病。

其实，就饮食而言，不应轻易放弃某一类食物，尤其是水果，中国饮食强求均衡营养，合理控制，对于糖尿病患者同样管用。

水果对维持人体健康起着特殊的作用，水果所含维生素、无机盐和膳食纤维对人体都是极为有利的。加之水果色泽鲜艳、口味鲜美，是人们非常喜爱的一种食物，完全舍弃未免可惜。

这对矛盾如何解决？办法很简单，只要掌握好下面的糖尿病人食用水果的几个要素，那么对大多数糖尿病人而言，完全可以做到既控制好血糖，又享受到食用水果的好处与乐趣。

食用水果四不要

1.不要吃反季节水果

反季节水果一般味道甜美深受大众喜爱，但是对于糖尿病患者而言，反季节水果中糖分含量比应季节水果会高出很多，最好不要食用。

2.不要睡前吃水果

人常说早上的水果是金，中午的水果是银，晚上的水果是毒，对于糖尿病患者而言，为了防止一次性摄入过多的碳水化合物，导致胰腺负担过重，一般不提倡患者在睡觉前吃水果。

3.不要吃高糖水果

各种水果的碳水化合物含量约为6%-20%。应选择含糖量相对较低及升高血糖速度较慢的水果。一般而言，西瓜、苹果、梨、橘子、猕猴桃等含糖量较低，对糖尿病人较为合适，而香蕉、红枣、荔枝、红果、菠萝、甜橘、葡萄等含糖量较高，糖尿病人不宜食用。

4.不要吃得过多

根据水果对血糖的影响，每天可食用200克左右的水果（可提供约90千卡的热量），同时应减少半两（25克）的主食，这就是食物等值交换的办法，以使每日摄入的总热量保持不变。

当糖尿病遇到南瓜

一直以来，众多糖尿病患者把吃南瓜当作降血糖的好办法，而市场上各种以南瓜为原料的保健食品，总是格外吸引糖尿病患者的眼睛。有些糖尿病患者听说南瓜能降糖便随意食用，甚至放弃药物，每天只吃南瓜。可到了后来，血糖没降下来，反而愈发严重了，看来以讹传讹害人不浅。南瓜到底有什么作用呢?

南瓜含有大量的果胶纤维素，这种物质与淀粉类食物混合时，会使碳水化合物吸收减慢，从而推迟胃排空的时间，并改变肠蠕动速度，使饭后血糖不至于升高过快。同时，果胶纤维素在肠道内形成一种凝胶状物质，使消化酶和碳水化合物能均匀混合，延缓肠道对单糖物质的吸收消化，从而使血糖降低。

但吃南瓜只是一种辅助的保健措施，虽然南瓜吃起来口感不错，很甜，但其中含有93%的水分，适量食用对糖尿病患者是有利的。但过量食用不但无法降血糖，反而会起到反作用，加重病情。

高血压

高血压是一种以动脉压升高为主要表现的慢性血管疾病，主要症状为头晕、头痛及血压明显升高。但有研究证实，一般喜食蔬果的人血压都比较正常，主要原因是水果中多含抗氧化剂，能够帮助血管扩张，有效降低血压，而水果中的膳食纤维可以发挥缓解紧张情绪的作用，防止血压上升。

高血压患者宜多吃蔬菜

蔬菜对高血压患者有益无害，蔬菜中含有大量的维生素C及果酸，能使体内多余的胆固醇排出体外，从而有效地预防了动脉硬化的发生。

蔬菜中含钠盐极少而含钾盐较多。钾对降血压起着促进作用，而钠的作用恰恰相反，钠在高血压的发病中起着一定作用。因此，多吃蔬菜可以通过钠盐比例下降、钾盐比例上升达到降压的目的，蔬菜中含脂肪及糖类极少，多吃也不会使人发胖。同时，蔬菜中含有较多的纤维素，能促进肠蠕动，排出过多的脂肪，非常有利于减肥。

蔬菜的品种繁多，可以有选择的食用，但并非个个都对高血压患者有益处，如茼蒿菜、芋头、空心菜等含纳均较高，应尽量少吃或不吃。

适宜高血压患者常吃的水果

橘：蜜橘含大量维生素C及葡萄糖等10种营养素，它们能够防止动脉硬化，促进消化。

苹果：常食苹果可改善血管硬化，有益于食盐过多的高血压患者。

香蕉：香蕉能清热降压，利尿解酒，对于高血压患者有很好的镇定、清热功效。

荸荠：药用鲜荸荠有良好的降压和化痰作用，特别适合高血压患者食用。

山楂：能扩张血管，降低血压，降低胆固醇，尤其在秋冬季节，效果更加明显。

鲜梅：鲜梅富含苹果酸、琥珀酸，有降压、安眠、清热生津作用。

除此之外，如西瓜、柠檬、柿子、猕猴桃等，也适合高血压患者食用。

当高血压遇到苹果

苹果含有丰富的钾，能够改善钠离子的摄取量，从而预防高血压。美国的佛蒙特州曾是心脏病和风湿病高发的地区，但自从推广了苹果醋加蜂蜜，再用热开水稀释饮用的方法后，这两种病的发病率明显降低了。

有研究证明，高血压患者每天食用300克苹果，血液中胆固醇水平即可下降，血管也不会硬化。

当高血压遇到洋葱

美国德克萨斯州立大学的学者从洋葱中发现了前列腺素A，通过反复的试验证明，它能够起到降血压的作用。

除此之外，食用洋葱还能增加尿量的排除，帮助高血压患者把多余的钠排出体外，降低冠状动脉的阻力，增加血流量，预防冠心病。

美国科学家还从洋葱里提炼出了一种“葱素”，是治疗心血管硬化的特效药。

因此，对于高血压患者而言，可以在平时的饮食中，适当的加入洋葱这一蔬菜，不仅能够丰富自己的餐桌，还能在无形中帮助身体的康复。

癌症

现代研究表明，每天吃三次水果的人比每周只吃两次水果的人可减少75%患肺癌的机会。水果中所富含的多种维生素，被誉为是预防和治疗癌症的佳品。

防癌，从口做起

1.多喝蔬菜汁

近年来研究发现，维生素具有预防癌症发生的重要作用，常喝蔬菜汁，如胡萝卜汁、芦笋汁等，能够有效预防因维生素缺乏而导致的癌变。而一些水果类的汁液，也能起到很好的补充维生素的作用，如葡萄汁、樱桃汁及所有深色的果汁，包括黑醋栗汁，都是非常好的营养果汁，新鲜的苹果汁也有益处。果汁在早晨饮用最佳，蔬菜汁则在下午饮用最佳。

2.多吃洋葱和大蒜

洋葱和蒜头是极佳的保健食品。大蒜在日本被称为“万能的民间药”，就像万金油一样，而在一项中国与美国共同研究的项目中发现，在一年里吃下了1.5公斤大蒜的人和几乎不吃大蒜的人相比，前者的胃癌发病率只有后者的1/2左右，从这点来看，大蒜对于胃癌的抑制有一定的功效。

3.多吃生萝卜

许多人都知道，目前医院里经常使用一种叫“干扰素”的药物。它是人体自身白细胞所产生的一种糖蛋白，在体内具有抑制癌细胞快速分裂的作用。但是，人体内产生的干扰素很少，所以科学家们研制出“干扰素诱生剂”一类药物，激发和诱导人体自身制造出更多的干扰素。

在日常的膳食中，也有一些能够诱生干扰素的食物，其中效果最佳的要属白萝卜了。研究证明，从萝卜中可以分离出干扰素诱生剂的活性成分——双链核糖核酸，对食管癌、胃癌、鼻咽癌和宫颈癌的癌细胞，均有明显的抑制作用。但是，由于这种活性成分不耐热，如果经过烹调，在加热过程中则会破坏，所以生吃萝卜对防癌有益。

盘点预防癌症的蔬果们

1.芦笋

芦笋中含有丰富的叶酸，大约5根芦笋就含有100多微克的叶酸，可满足每日需求量的25%，多吃芦笋能补充叶酸，而叶酸可以促使细胞生长正常化，具有防止癌细胞扩散的作用。国际癌症病友协会研究认为，它对膀胱癌、肺癌、皮肤癌等有特殊疗效。

而芦笋所含蛋白质、碳水化合物、多种维生素和微量元素的质量优于普通蔬菜，但热量和碳水化合物都较低，蛋白质较高。经常食用芦笋对心脏病、高血压、心跳过速、疲劳症、肾炎、膀胱炎、胆结石、肝功能异常和肥胖有效。

2.菌类食品

有研究证明，菌类食品，如香菇、金针菇对胃癌、食道癌、肺癌、宫颈癌有一定的防治效果。猴头菇能够延长患者的生存期，而另外一种菌类，茯苓中的B茯苓聚糖可增强免疫功能，有抗癌的作用。

3.甘薯

从食物的酸碱性来看，甘薯属生理性碱性食品，能够综合体内食肉、蛋而产生的过多的酸，让人体保持酸碱平衡，有效抑制癌变。由于甘薯中富含维生素，能够保持大便通畅，对预防便秘很有效。

另外，甘薯中还含有粘蛋白等有效成分，能增强体质，防止疲劳，使人精力充沛，具有提高人体免疫力，促进胆固醇排泄，减少心血管脂质沉着及皮下脂肪堆积，对预防肝肾结缔组织的萎缩及胶原病的发生均有重要的作用。故此，有人把甘薯称之为“长寿食品”和“抗癌食品”。

4.水果

杏仁可提高机体的免疫功能，抑制细胞癌变。它对口腔干燥等症状有缓解作用，但口腔有炎症、溃疡以及鼻出血的病人不宜食用。乌梅也有抗癌作用，枣能抑制肿瘤细胞生长。无花果的提取物可治疗胃癌、咽喉癌、宫颈癌、膀胱癌等。苹果中含有果胶多，可与放射性元素结合，促使其排出。木瓜能阻止癌瘤扩散、发展。猕猴桃对防治胃肠道肿瘤和乳腺肿瘤有一定的疗效。

肥胖

控制饮食摄入的总能量可以减肥，但是节食的人往往有难以忍受的饥饿感，用低能量蔬菜、水果来填饱肚子，既可防止挨饿，又限制了能量，是减肥的好办法。

减去脂肪，蔬果当家

对于肥胖患者而言，很多人是都提倡他们多吃水果和蔬菜，有利于减肥。那么，水果和蔬菜究竟起到了什么作用？就蔬菜而言，多数蔬菜含水量高，但脂肪、蛋白质很低，相比较肉类食物而言，能量较低，比较适合肥胖患者晚餐食用。

不过，在蔬菜的选择上，也是有一定的标准的，像土豆、山药、粉条、芋头等含淀粉较高的蔬菜，食用时要减少主食的份量，而黄瓜、冬瓜、角瓜、海带、萝卜、菠菜、油菜等含水多的蔬菜，能够有效帮助肥胖患者减肥。

水果相对于蔬菜而言，含糖量和能量较高，但是比主食、肉类所含的能量低得多。而且水果多为碱性食品，具有降低体内酸性、美化皮肤的作用。减肥者可以选用柚子、柠檬、草莓、苹果、桃、橙子等水果，但是对于柿子、香蕉、西瓜、红枣、荔枝、榴莲等含糖量多的水果则要限制摄入。

发挥白薯的减肥特效

过去有人认为白薯很甜，吃了会容易发胖。事实上恰恰相反，现代营养研究证明，白薯具有减肥功效，是健美轻身的良好食品。

首先，从白薯产生的能量来看，它是属于低能量、高容积食品，350–400克白薯产生的能量仅相当于100克大米的能量，白薯含水量远高于大米，因此具有减肥功效。

其次，白薯有着粗粮的功效，它含有大量的膳食纤维，能减少糖和脂肪在肠道内的吸收，有通便的作用。

再次，从属性来看，白薯属于碱性食品，可以中和体内因食肉、蛋等产生的过多的酸，维持人体酸碱平衡，有助于减肥。

最后，白薯虽然产生的能量少，但多吃也会导致肥胖，在用白薯代替主食减肥的时候，也要控制食量。

第七章　美颜蔬果，可以吃出来的貌美如花

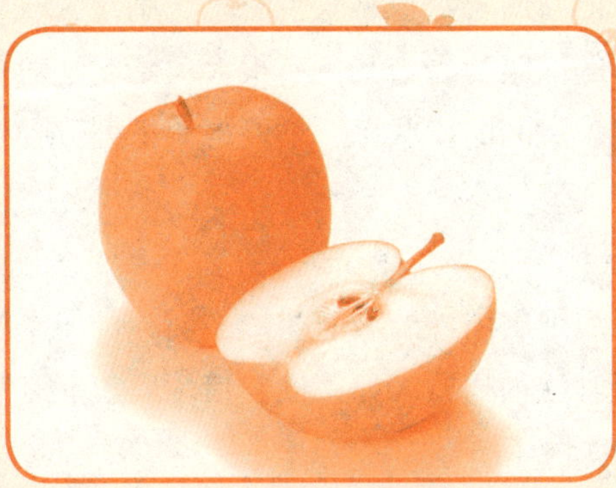

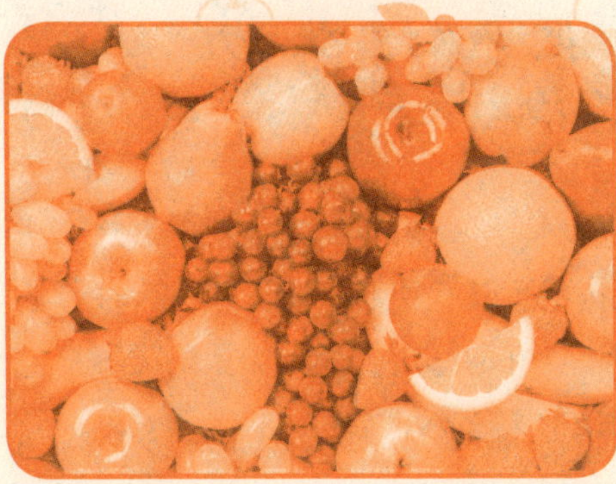

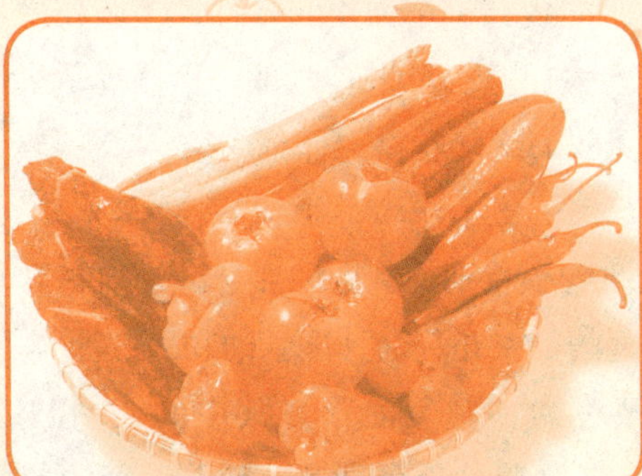

滋润美肤色，蔬果来帮忙

肌肤的颜色最能反映一个人的精神面貌，这就是为什么很多女孩喜欢化彩妆的原因。健康的肤色润泽透亮，能让人看上去精神焕发，同时，也能反映出一个人身体的健康状况。说到健康的肤色，我们常想到“白里透红、面若桃花”等形容词。但“面若菜色、肤色晦暗”则让人联想到不健康的状态。由此看来，身体的健康与否与肤色有很大关系。吃对食物，既可以营养身体，同时也获得了滋润的皮肤，一举两得。下列五种营养素，是护肤保养的佳品。

1.大分子胶体蛋白

大分子胶体蛋白可使组织细胞内外的水分保持平衡，可使干燥的皮肤变得柔软湿润。有些食物富含这种物质，如猪皮、猪蹄，想拥有紧绷滋润肌肤的人可适当选择这两种食物。

2.维生素E

维生素E有抗皮下脂肪氧化、增强组织细胞活力、使皮肤光滑并富有弹性的作用。含维生素E较多的有芝麻、核桃等。

3.蛋白质

蛋白质是人体的“建筑材料”，是机体的三大营养素之一。经常食用高蛋白食物，可促进皮下肌肉的生长，使肌肉丰满而有弹性，这对防止皮肤松弛、延缓皮肤衰老起到了良好的作用。豆类、蛋奶类等都含有较高的蛋白质。

4.矿物质

常吃富含维生素和矿物质的食物可增强皮肤弹性，使肤质更加细腻柔韧，富有光泽。番茄、萝卜、大白菜、苹果、西瓜、柑橘等蔬果都富含各类维生素和矿物质，是养颜美肤的绝佳食物。

5.植物油

植物油中含有不饱和脂肪酸，特别是其中的亚麻酸，对护肤具有重要作用。植物油中护肤功效显著的是葵花籽油、玉米油和麦芽油。

葵花籽油：葵花籽油被称为“健美油”，其中的亚油酸含量高达62%，而维生素E和胡萝卜素，这两种延缓衰老、润肤美容的营养素含量也极为丰富。

玉米油：所谓的玉米油，主要是从玉米胚内部榨取出来的，它其中所含的亚油酸高达60%，此外，卵磷脂和各种维生素含量也非常丰富，是一种非常健康的油脂，经常食用可延缓衰老，保持肌肤光泽度。

麦芽油：麦芽油最值得称道的地方是它含有比其他很多植物油都多的维生素B6，此种维生素可促进肠道蠕动，加强吸收功能，从而减少了体内毒素对皮肤的损害。同时，麦芽油中还含有基醇，这种营养素能将皮肤中多余的脂肪排除出去，瘦身的效果不错。

给肌肤选择适合的食物

我们常常说，选择适合的食物才是健康的基础。给肌肤选择适合的食物，才会显现靓丽光彩。

1.干性皮肤

干性皮肤的人宜选含脂肪高及富含维生素E的食物，不宜吃有刺激性、兴奋性的食物，除此之外还要多饮水，毕竟水嫩的肌肤是以水为源泉的。

2.油性皮肤

油性皮肤的人宜选用糖类食物及富含维生素的新鲜蔬菜和水果。不宜吃高脂肪食物、油炸食物及奶酪等食物。合理的膳食和规律的睡眠是改善肌肤状态的不二法宝。当然补水也很重要。皮肤之所以出油，是在警示你缺水了。

3.混合性皮肤

混合性皮肤的人，宜选择的食物比较广泛，可多吃西红柿、黄瓜、苹果等富含维生素和水分的食物，这些食物可令皮肤透明，更富有弹性。

4.粗糙的皮肤

皮肤比较粗糙的人可适当多吃富含维生素A和维生素B2的食物。如动物肝脏、鸡蛋黄、牛奶、各类蔬菜、豆类、贝类等。

5.色素沉着的皮肤

色素的沉着使皮肤看起来不健康，而且斑斑点点实在有碍美观。对于皮肤有色素沉着的人应多吃富含维生素C的食物，如各类蔬菜、水果、海带等。少吃酸性食物，如蚕豆、面包、火腿、油炸食品、花生、奶酪、啤酒等，还应尽量避免刺激性大的食物。

6.有问题的肌肤

肌肤也会患病，譬如痤疮和脂溢性皮炎，有这类皮肤问题的人宜多选择绿叶蔬菜、水果，应多食碱性食物，如豆腐、红薯、豌豆、洋葱、黄瓜、香菇等。要控制饮酒，控制动物性蛋白和动物性脂肪的摄入量，禁食巧克力、奶油、冰激凌等高热量的食物。

美白滋润的蔬果梦

中国有句俗话："一白遮百丑"，可见皮肤的颜色会给人们最直观的美丑感觉，于是不论何时，想拥有透亮美白的肌肤都成了女孩子们不懈的追求目标。现在，你还在涂抹大量的美白面霜或是粉底来粉饰肌肤颜色吗？其实，有些蔬果同样具备与昂贵美白产品同样的效果。

1.抑制黑色素，让皮肤变白

相关研究表明，黑色素的形成多为氧化反应，但这种反应在加入维生素C时将被有效抑制，因此，多吃酸枣、鲜枣、刺梨、柑橘、番茄等富含维生素C的食物能减少黑色素的形成。

此外，维生素E在人体内是一种抗氧化剂，能抑制不饱和脂肪酸及其他不稳定化合物的过氧化，由于体内的脂褐素（沉积于神经、心肌、肝脏等组织衰老细胞中的黄褐色不规则小体）是不饱和脂肪酸的过氧化物，适量补充维生素E将减缓脂褐素在皮肤上的沉积，保持皮肤白皙。富含维生素E的食物有卷心菜、菜花、芝麻、葵花籽等。

再者，黑色素是由酪氨酸经酪氨酸酶的作用转化而来，减少酪氨酸的摄入量将减少合成黑色素的基础物质，皮肤就会变白，因此应少吃马铃薯、红薯等富含酪氨酸的食物。

2.吃掉黑斑，食物帮忙

黑斑是肌肤美白的最大天敌，临床统计，造成黑斑的因素包括：

紫外线灼晒，增加了皮肤黑色素；

精神压力过大，影响肌肤新陈代谢；

咖啡、香烟等刺激；

化妆不当使皮肤污渍排泄不畅；

体内激素和孕激素失调等。

天然食物的褪黑激素可通过新陈代谢进入血液循环，刺激内分泌系统正常工作，有褪除黑斑的神奇功效。燕麦、甜玉米、姜、黄瓜、番茄、香蕉等均含有大量的褪黑激素。

维生素有很好的褪除色素功效，维生素A、维生素E能抗神经细胞老化、破坏自由基活性、促进血液循环、抑制皮肤衰老进程；维生素C可抑制氧化，防止色素沉积。牛肝、瘦肉、花生、葵花籽、大豆制品、麦麸、新鲜蔬果等富含维生素，是天然的美白祛斑佳品。

小贴士：

辨识肤质小方法：早晨起床时，用吸油纸在鼻子上按一下，如果纸上有很多油，就是油性肌肤；没有油就是干性肌肤；油量很少就是中性。此外，如果洗脸后不久就出油，则是油性肌肤。如果洗脸后皮肤一直很干，则是干性或混合性肌肤。

小贴士：

夜晚是黑色素释放的最佳时间，因此要尽量避免熬夜，晚上十点之前上床休息，给肌肤自动修复美白的机会。睡一夜美容觉要比使用多种美白产品更有功效。

小贴士：

感光食物要少吃："感光食物"这个词语你应该是不陌生的，就是那些会让皮肤更容易长出色斑的食物，这类食物包括芹菜、香菜、芒果、白萝卜等。

烁烁明眸这样吃

八类物质，让你明眸善睐

一双炯炯有神的眼睛会给人留下深刻的印象，这也是自古明眸善睐就是人所向往的原因。有八种物质，可以让你拥有清澈明亮的眼睛。

1.维生素A

维生素A是维持人体上皮组织正常代谢的主要营养素，它还直接参与视网膜内视紫质的形成。如果缺乏维生素A，眼睛会发干，角膜会软化，眼睛适应黑暗的能力会下降，严重时会导致角膜糜烂、穿孔及夜盲症。所以，为了眼睛的健美，应多吃富含维生素A的食物，如胡萝卜、油菜、菠菜、荠菜、茴香、南瓜、橘子等。

2.维生素B_1

维生素B_1是维持和参与神经细胞功能和代谢的重要物质。当人体缺乏维生素B_1时就会感觉眼睛干涩，甚至导致视神经发炎。富含维生素B_1的食物有花生、豆类、青笋等。

3.维生素B_2

维生素B_2是人体新陈代谢酶系统的一个组成部分。正常情况下，含有维生素B_2酶和空气中的氧结合在一起，并将结合的氧供应给角膜细胞和眼睛的表皮组织。如果缺乏维生素B_2，就只能由微血管来为角膜提供氧气，微血管因此而扩张、充血，使眼睛布满血丝，畏光、流泪。所以，为了眼睛的美丽，应多吃富含维生素B2的食物，如菠菜、花生、雪里红、茴香、榛子、木耳等。

4.维生素C

维生素C是眼球晶状体的成分之一。当人体内严重缺乏维生素C时，会导致晶状体浑浊而产生白内障。所以，应多吃富含维生素C的食物，主要是各种新鲜蔬菜和水果。

5.维生素K

维生素K也对眼睛有益，含维生素K多的食物有新鲜的绿叶蔬菜、糙米、豆类等。

6.锌

锌能增强视神经的敏感度，若人体缺锌会影响维生素A的运转和利用。含锌丰富的食物有牡蛎、瘦肉等。

7.钙

充足的钙有助于消除眼睛疲劳，而钙的吸收离不开维生素D，含维生素D的食物有鱼肝油、奶油等，还有各种绿叶蔬菜和蛋类。

8.硒

硒是维持视力的一种重要微量元素。在人体的器官组织细胞中，眼睛的含硒量最高。含硒丰富的食物有海产品、大蒜、洋葱、食用菌等。

缓解眼疲劳，预防视力下降

长时间的盯在电脑屏幕前工作已经是现代人的工作常态，久而久之，头晕目眩、视力下降就成了职业病之一。如何缓解眼疲劳呢？这是现代人迫不及待想要解决的问题。

1.常见眼病的饮食疗方

近视眼患者：多吃硬食、粗粮、柑橘类水果及红色果实；

干眼症患者：多吃各种水果、绿色蔬菜、鱼、鸡蛋；

远视患者：多吃大蒜、洋葱、干果、乳制品；

青光眼患者：多吃蔬果，少吃油腻食品，不喝茶、咖啡和酒，并戒烟；

老花眼和白内障患者：多喝水，多吃绿色蔬菜和水果，避免吃动物脂肪、糖类。

2.甜食，近视患者的天敌

现代医学研究表明，长期过量食用甜食很容易诱发眼疾，其中最为常见的是近视。因为人体代谢糖分需要大量的维生素B1，摄入太多的糖将会引起维生素B1缺乏，诱发或加重近视眼。此外，饮食太精细容易造成铬不足，或者经常食用细软食物无法给予面肌足够的运动，这些都将造成视力问题，因此各类眼疾患者，尤其是近视眼患者，应忌食甜食。

给你的眼睛美美容

1.对付黑眼圈

不管是由于年龄还是工作原因，越来越多的女性被黑眼圈所困扰，其实，食物就可以帮你消除黑眼圈，而非涂上厚厚的粉底。

适量多吃玉米、红薯、核桃、蘑菇、柠檬、菜花、卷心菜等可促进胆固醇的排泄，并能起到补气、养血、延缓皮肤衰老的功效，有效去除黑眼圈。

2.对付眼袋

眼睑的皮肤很薄，皮下组织薄且疏松，很容易发生水肿现象，如果任其老化下去，皮肤就会与皮下组织脱离，造成眼眶内较多的脂肪组织膨胀，形成下睑臃肿，从而形成眼袋和眼皮下垂。适当吃些胶体、油脂蛋白、动物肝脏及番茄、土豆等食物，可对眼部组织细胞的新生提供必要的营养物质，防止眼袋的产生。经常咀嚼胡萝卜、芹菜等比较有“嚼头”的食物，能改善面部肌肤的血液循环，增强眼部组织的弹性。

蔬果，让你拥有一头乌黑秀发

拥有一头乌黑亮丽的头发几乎是每个人的梦想，但头发的美丽与健康绝不是仅靠几瓶洗发水、护发素就能解决的。营养的饮食可以从根本上改善发质，营养毛囊。

头发柔美五重点

1.要想使头顶部头发稠密，可用葵花籽油作为食物油。此外，脱脂乳酪和新鲜蔬果，如芹菜、胡萝卜、菠菜，红色水果，都是可以美发的食物。

2.要想保持额部头发稠密，就要限食人工合成的糖制品。要多吃新鲜蔬菜、水果，如草莓、桑葚、苹果、梨、萝卜、洋葱、猕猴桃、西瓜、甜瓜等。

3.要想使枕部头发浓密，要多吃各种深色蔬菜以及各种可供食用的野果，烈性白酒、浓咖啡对枕部头发有不良作用，应忌食。

4.头皮屑的降临有时会让完美的头发大煞风景。可以多吃些蔬菜水果，如李子、胡萝卜、韭菜、苹果等，同时要限制油炸食物、发酵食物、乳制品的摄入量。

5.头发干枯、无光泽是由缺铁或缺锌引起的，可多吃芝麻、核桃、海藻等食物。

均衡饮食，美发之本

1.秀发的地基——蛋白质

每天摄取的蛋白质，是头发的助长剂。蛋白质经由肠胃的消化吸收而转变成各种氨基酸，这些氨基酸进入血液后，被头发根部的毛乳头所吸收，合成一种叫做角蛋白的物质，这种物质经过角质化后，就成了新生长出来的头发。由头发的生长过程可以看出，蛋白质是秀发的基础。富含优质蛋白的食物有鱼类、蛋白、肉类、牛奶和豆制品等，平时适当可以多吃。

2.秀发的大敌——甜品

酸碱平衡是近些年来被经常提到的一个名词，身体的健康状态就是酸碱平衡。血液是头发营养的主要来源，当血液中的酸碱保持平衡状态时，头发便会散发自然健康的光泽。当血液呈现偏酸性时，头皮会出现头屑，发质也变得不健康。而血液呈酸性的原因就是我们摄入过多的甜食，如碳酸饮料、糖、巧克力等等。要纠正血液的酸性状态，需要多吃一些新鲜的蔬果来调整血液的酸碱度，比如芹菜、苹果、梨都是不错的选择。

3.秀发的诀窍——胶质食物

天生毛发浓密的人，烫发时膨松，整个脑袋活像个狮子头；有些人则恰恰相反，头发十分稀少，看上去仿佛薄薄的一层纸。要想对此有所改观，选择用烫发来增加头发的膨松感是明智之举。烫发虽然是一个可行的补救办法，但远远不及从食物中获取营养所得的效果自然、健康。富含胶质的食物如猪皮、猪蹄、鱼皮、鱼骨、牛蹄筋、鸡皮等，此类食物富含胶原蛋白，可以让肌肤富有弹性、光滑饱满，同时还能让须发光泽，营养皮下组织，直接从根源抓起，促进头部毛发生长。女性可以常炖猪蹄汤喝，既能美肤养颜，还能促使头发生长，可谓一举两得。

4.秀发的骄傲——含锌食品

白发或脱发都会令人尴尬，也许你用过各种办法都没什么效果，那你不妨试试含锌的食物。这类食物包括麦芽、啤酒酵母以及南瓜籽等。医学报告表明，动物在缺锌的状态下，容易大量脱毛并且导致新长的毛发颜色变淡，这就是人类出现白发的主要原因之一。不少临床试验也显示，原本严重秃头的人在食用一段时间的含锌食物后，秃头的症状会明显好转。

5.秀发的水果——营养饮料

选半杯不太甜的纯酵母乳，半杯新鲜的柳橙汁，1-2勺麦芽，一大勺啤酒酵母，一小块鸡蛋黄，还有适量的蜂蜜。把所有的原料放进榨汁机中，加入少许的冷开水，打均匀就可以了。早晚各喝一杯，坚持下去，会有奇效。但不建议每次做太多，最好只打出一天的量，当天做当天喝完最安全。

6.秀发的宝贝——维生素B、维生素C

维生素的功效众所周知，维生素C可以活化微血管壁，使发根能够顺利吸收血液中的营养；而维生素B则具有促进头发生长、使头发呈现自然光泽的功效。这两种物质可以称得上是秀发的天使，平时多吃一些酵母乳、麦芽等，或常吃富含维生素B及维生素C的新鲜蔬菜和水果，对秀发有不可估量的功效。

有些水果，让秀发更出众

1.猕猴桃

猕猴桃可谓水果的营养之王，富含胡萝卜素、维他命C、精氨酸，除了卓越的抵抗衰老的本领，既抗辐射、氧化和自由基，还含有大量的ALA酸（a-亚麻酸的缩写形式，主要功能在于它是n-3多不饱和脂肪酸合成前体），能全面改善头发状态。

2.金橘

金橘中富含大量的维他命C，具有刺激头皮新陈代谢的作用，并能使染发后的发色保持鲜亮，同时其清新香味则能够让人精神放松，起到提神醒脑的作用。

3.杨桃

杨桃内含蔗糖、果糖、葡萄糖，同时含有苹果酸、柠檬酸、草酸及微量脂肪、蛋白质等多种营养成分，可以帮助体内消化、滋养和保健，对头发具有保湿及增强弹性的作用。

4.柑橘

柑橘含有大量的维他命C，从柑橘皮中萃取的柑橘精油可增强人体免疫力，镇定神经，消除焦虑和心理压力，并有较强的抗老化功效。柑橘精油可以起到清凉提神，去除头屑的作用。

5.蜜桃

蜜桃所含的营养成分有蛋白质、脂肪、糖、钙、磷、铁和维他命B及C等，具有深层滋润和紧实肌肤的作用，同时蜜桃还能给予头发高度保湿和滋润，增强头发的柔软度。

6.苹果

苹果中含有对肌肤和头发所需的大量营养，其中苹果酸可以防止皮肤和头发的干燥，另外，苹果中的营养成分还能够抑制头皮屑的生长，有镇定头皮和止痒的功能。

7.无花果

无花果具有很高的药用价值，不仅可以开胃助消化，清热消炎，还是抗癌高手。而无花果中含有的钾、钙、铁等丰富矿物质能改善干枯发质，保持头发中的水分。

8.木瓜

木瓜所含酵素近似人体生长激素，多吃可令人保持青春活力，而其中所含有的丰富维他命C、铁、钾、叶黄素等可以为头发提供多种营养，为头发提供深层洁净和滋养。

黑芝麻+核桃，头发黑亮好帮手

1.黑芝麻

黑芝麻具有养血、润燥、补肝肾、乌须发之功效。现在吃黑芝麻的方法很多，可以在菜肴中做配菜，也可以与黑豆、黑米、核桃等一同搅打成豆浆，味道都很不错，丰富味觉的同时美颜乌发，这才是食疗所体现的价值。

2.核桃仁

核桃仁能补气血、温肺肾、润肌肤、黑毛发。把核桃或将核桃仁加入饭菜中食用，可起到乌发的效果。将黑芝麻、核桃仁炒熟捣碎，然后取红糖入锅，加入少许温水熬至粘稠，放进黑芝麻、核桃仁拌匀，待凉后切成小块，早晚服用适量，既美味又乌发。

完美的身姿，优秀的蔬果

完美的身姿是很多女孩子不懈追求的目标，但时至今日，身材如何绝不仅限于胖或瘦，拥有健美的身材和健康的身体才是完美身姿的最好诠释。

丰胸食物集锦

维生素E又叫生育酚，具有调节激素正常分泌的功能，为了促进乳房发育，应多吃一些富含维生素E的食物，如卷心菜、菜花、葵花籽油、菜籽油、芝麻油等。此外，蛋白质、B族维生素、亚麻油酸也是合成雌激素不可缺少的成分，因此应多吃含蛋白质丰富的食物（如奶类、瘦肉、蛋类、豆类及其制品等），含B族维生素多的食物（如动物脏器、鱼、蛋、绿豆芽、新鲜水果等）和含亚麻油酸多的食物（如芝麻油、花生油、菜籽油等）。

女性要想有一对健美的乳房，除进行锻炼外，每日还要摄取充足的蛋白质、矿物质和维生素，以促进激素的分泌，使乳房丰满而有弹性，具有丰乳作用的食物有：

1.猪蹄：富含胶原蛋白，可促进雌性激素的分泌。

2.芦笋：富含刺激雌性激素分泌的化合物——类固醇多糖体。

3.胡萝卜：可防止胸部韧带松弛下垂。

4.花生：富含多元不饱和脂肪酸，可促使胸部丰满。

5.蛤蜊：富含锌和铜，有助于胸部脂肪细胞的发育。

六招让你健康减肥

1.一餐一道过油菜

用食用油烹煮的菜，一餐以一道为限。打个比方，如果午餐其中一道菜是宫保鸡丁，那另外一道菜最好吃蔬果沙拉，这样能有效避免油脂摄入过量。现在不少年轻女孩子怕胖，因此滴油不沾，这样也不健康。每餐吃一小勺油是很有必要的，首先，油脂可以使肚子不容易饥饿而减少吃零食的机会，其次，有很多营养素必须在油脂的配合下才能更好吸收，譬如胡萝卜素。

2.一天一大勺砂糖

也许你会惊讶，糖最容易导致肥胖了，为什么在减肥期间还建议吃糖？这是因为，任何一种营养素都是身体必需的，体内缺糖会导致低血糖，因此适量吃才是最健康的方法。有些菜肴在制作中必须要加糖才能吃，或味道更佳，因此控制每天一勺糖，并不会导致肥胖。

3.科学调整烹调方法

摄入过量的油炸食物是导致肥胖的元凶，而且经过高温油炸，容易产生致癌物。另外，油炸食物很容易使人体摄油过量，超过每餐一勺油的标准，因此不建议经常食用，偶尔吃一次并无妨。健康的烹饪方法建议用蒸、煮。

4.吃白鱼、豆制品

有关研究显示：蛋白质除了制造肌肉及血液外，也是荷尔蒙分泌不可或缺的营养素。蛋白质不足的时候健康状态就会受到影响，正常的身体机能就无法长期持续。低热量和高蛋白的食物是减肥期间最好的食物，如白肉，鱼、贝壳类和豆制品，都能提供优质蛋白。但这里所说的豆制品不包括超市售卖的素鸡、拌豆腐丝等，健康的豆制品有豆腐、豆浆等。

5.主食一餐吃二两

一餐中所吃的米饭，以小饭碗一碗（110克）为限，面包则是以六片装中的一片为限。专家建议：将110克的米饭填入饭碗中，用眼睛打量并牢记分量的多寡，便能很容易的控制热量了。

6.宜喝白开水

保持身材最大的“敌人”是酒精或甜饮品，而开水是最好的选择，正常情况下，以每天饮6-8杯水为佳。饮茶也可以，但睡前不宜喝，茶中含有咖啡因，睡前饮用会导致失眠。

蔬果面膜，美丽可以贴出来

在所有的护肤品中，面膜的确很特殊，它可以清洁肌肤深层的污垢，可以深入到肌肤底层滋润干涸的细胞，可以让美好的肌肤状态持续保持。蔬果面膜不仅可以补充营养和水分，还可以调节皮肤状况，而且效果非常明显，是许多女性喜欢的美颜方法。

蔬果面膜DIY

1.胡萝卜美白润肤面膜

胡萝卜半根，西红柿、黄瓜各适量。胡萝卜洗净去皮，西红柿、黄瓜洗净，同时放在榨汁机中榨汁，取出汁液。洁面后，用棉棒蘸取汁液涂抹在脸上，避开眼睛、嘴唇等部位肌肤，约15分钟后，用清水洗净。

这款面膜的作用是消除黑色素沉着，改善肤色，让肌肤更加白皙。

2.蔬果控油面膜

小西红柿3个，西瓜1块，黄瓜半根。将小西红柿、黄瓜洗净，西瓜的红色果肉取出。小西红柿、黄瓜、西瓜肉放入榨汁机中，榨取汁液，盛放在容器中，把装有汁液的容器放到温水中隔水蒸至温热。

洁面后，用棉签蘸取汁液均匀涂抹在脸上，避开眼睛、嘴唇等敏感肌肤，约20分钟，用清水彻底冲净即可。

3.草莓牛奶面膜

草莓50克，牛奶1杯。将草莓捣碎，用双层纱布过滤取出汁液调入牛奶中。取草莓奶液涂于面部及颈部加以按摩，15分钟后清洗干净。

这款面膜能起到滋润、清洁皮肤和温和收敛的作用，可使肌肤细致，富有弹性。

4.苹果蜂蜜面膜

苹果1个，蜂蜜2大勺。将苹果切成小块放入榨汁机中榨汁，然后加入蜂蜜搅拌均匀，放入冰箱冷藏，约10分钟后取出。用手将混合物轻拍于整个面部。保持半小时左右，用清水冲洗干净。

这款面膜具有美白补水滋润的效果。

5.黄瓜芦荟面膜

芦荟50克，黄瓜1根，鸡蛋1个，蜂蜜1大勺，面粉适量。将芦荟洗净去皮去刺，黄瓜洗净去皮，将两者一同放入榨汁机中榨汁，过滤渣滓取出汁液备用。将鸡蛋打成蛋液，与芦荟黄瓜汁一同搅匀，然后加入蜂蜜和面粉，继续搅拌调成糊状。将面膜均匀涂抹在脸上，约20分钟后用清水冲洗干净。

这款面膜能有效清洁肌肤，使肌肤吸水充满弹性。

常见面膜辅助材料

1.鸡蛋

鸡蛋中含有丰富的蛋白质，能促进肌肤细胞生长和新陈代谢，让肌肤更加嫩滑，同时，该物质还有助于生长的新组织和修复受损细胞，能增强人体对病菌的抵抗能力，促进人体内的新陈代谢，从内部改善肌肤状况。据研究发现，人体如果缺乏蛋白质，皮肤就会失去弹性，产生皱纹，伤口也很难愈合。

而蛋清与蛋黄的护肤功效又不尽相同。因此很多人都将蛋清和蛋黄分开使用。蛋清有收紧肌肤作用，常与其他材料搭配使用，既能滋养肌肤，又能增强肌肤弹性；蛋黄中含有丰富的营养成分，且非常容易被肌肤吸收利用，与其他食材搭配做成面膜后，可让肌肤更加紧致。

2.珍珠粉

珍珠粉具有非常好的清洁功效和吸附能力，可以把毛孔中的污垢彻底吸出来，使肌肤干净、清爽。珍珠粉还具有神奇的祛斑美白作用，这也是珍珠粉作用中最受推崇的。从古至今，珍珠粉一直是美容圣品，既可口服又可外用。在DIY面膜中，珍珠粉是经常出现的辅助材料。

3.蜂蜜

现代研究表明，用蜂蜜涂抹于肌肤外表，蜂蜜中的葡萄糖、果糖、蛋白质、氨基酸、维生素、矿物质等营养成分能直接作用于表皮和真皮，为细胞提供养分，促使它们生长。常用蜂蜜涂抹的肌肤，其表皮细胞排列紧密、整齐且富有弹性，还可以有效地减少或去除皱纹。当然，内服蜂蜜也是非常不错的，蜂蜜的营养成分很高，食用蜂蜜可使体质强壮起来，容颜也会发生质的变化。蜂蜜有很强的抗氧化作用，能清除体内的“垃圾”——氧自由基，因而有抗衰老，消除和减少肌肤皱纹及老年斑的作用。

第八章 拨开迷雾，误区靠边站

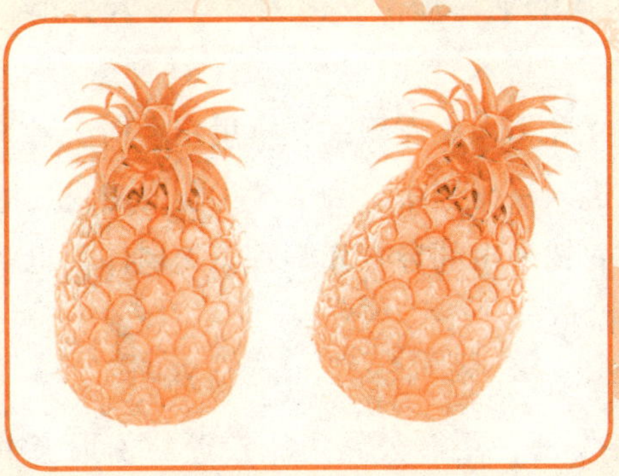

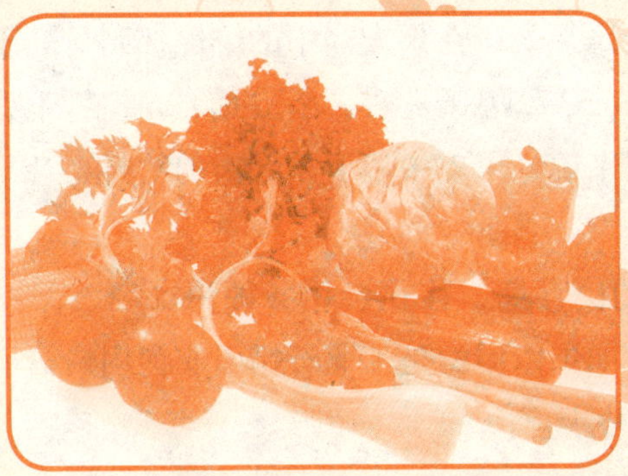

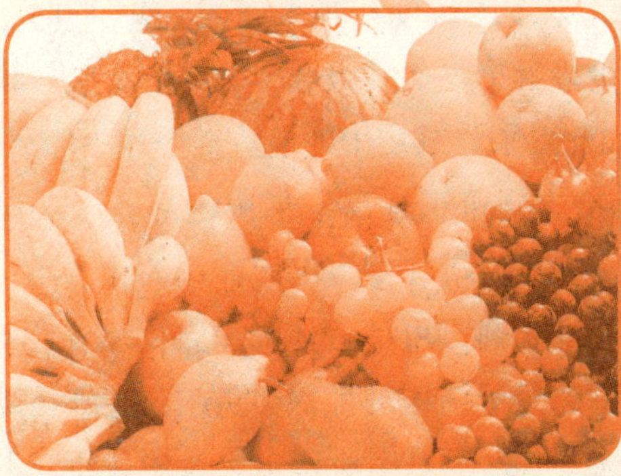

吃苹果吐不吐苹果皮

在很多人看来，苹果皮包裹着果肉，吃苹果皮似乎是件天经地义的事情，但是为什么却成为一个不得不谈的问题呢？果皮里面毫无疑问地富含维生素C、果胶、纤维素，富含抗氧化的花青素和其他多酚类物质，但是，这一切都不能成为吃果皮的绝对理由，因为有很多人会担心上面的农药。

时至今日，农药已经是无孔不入。农田的土壤里总会撒上各种除草剂和杀菌剂，它们都会从根系进入果树当中。为了减少食心虫之类的害虫，还会从树皮中灌入农药，顺着树干中的导管和筛管流遍树体。也就是说，苹果即便削皮，农药也无法避免。

果皮，吃还是不吃？

不吃的理由：一项研究发现，距离公路边比较近的苹果当中，铅的含量会明显上升，而果皮当中的铅明显地高于果肉。另一项研究则发现，铅、镉、铜、锡、铊等重金属元素，在果皮当中的浓度都明显高于果肉。比如说，果肉中的铅含量是0.53毫克/千克时，果皮是0.76毫克/千克，约高一半。对于镉元素和铊元素来说，果皮中浓度是果肉的约4倍，铜是3倍，锡是12倍。

此外，为了延长苹果的储存期，往往会用各种消毒剂、保鲜剂来处理果皮。打蜡保护的时候，如果使用的是工业石蜡而非食用蜡，也会有污染。这些问题主要发生在果皮上。

吃的理由：数据表明，对人体有益、膳食中容易缺乏的锌元素，以及对预防糖尿病有益的铬元素，果皮的浓度都是果肉的4倍。同时，研究还发现，因为尾气中的铅是直接接触果皮而被吸收，如果套上袋，果皮中铅的含量就可以下降80%多。如此看来，果皮中的危险似乎并不那么可怕。

同时，果皮中的多酚类物质含量远远高于果肉内部。一项研究测定证明，苹果皮中的总多酚（一种具有潜在促进健康作用的化合物）含量达307毫克/百克，总黄酮（一种抗氧剂，可清除体内氧自由基）为184毫克/百克，原花青素（一种有着特殊分子结构的生物类黄酮，能够清除人体内自由基）为105毫克/百克，这些数据是果肉所望尘莫及的。研究发现，苹果中提取的多酚类物质具有相当明显的抗辐射效应，能延缓受辐射动物的生存期；它还有促进动物体内铅污染排出的作用，显著地降低铅毒在小鼠肝脏、骨骼和血液中的铅含量。

可见，苹果皮中虽然含有略多于果肉的铅，却也具有帮助排除铅毒的作用。两者相较，益害相抵，并没有那么可怕。如果喜欢吃，就继续吃下去。如果不喜欢吃，薄薄地削皮也不用吝啬。

健康吃果皮五忠告

1.不套袋生长的苹果香气更浓，果皮营养价值更高。但如果担心农药，不妨优先选择套袋处理的苹果，这种苹果表皮干净而均匀，受到污染气体、农药喷洒等的影响比较小。

2.苹果秋天成熟，新鲜苹果当时销售无需用保鲜剂处理，吃果皮更为安全。最不放心的是储藏很久的苹果和远渡重洋而来的外国苹果，因为它们必定要经过保鲜处理，而且打蜡更为普遍。

3.新鲜苹果表面天然有一层果蜡，但还有薄薄的果粉，并非光可鉴人的样子。苹果收获后，为了提高商品价值并延缓苹果的失水，常用打蜡机进行上光，并可能有保鲜剂处理之类问题，故看到表面特别漂亮发亮的苹果，特别是反季节苹果，最好削皮后再吃。

4.最好选择有无公害、绿色和有机认证的苹果，这样的苹果重金属和农药残留会少得多，即便不等于零，也会比普通苹果皮中残留量小，吃果皮更为放心。

5.吃苹果之前，最好认真看看果皮的状态，并嗅一下果皮的味道。如果表面的蜡有粘腻感，可能是蜡的质量不佳；如果有异味，一定要认真清洗，并把皮削掉。

桃养人，杏伤人，李子树下埋死人

俗话说："桃养人，杏伤人，李子树下埋死人。"同为夏季新鲜的时令水果，为什么评价却如此不同呢。

桃子，具有补中益气，养阴生津、润肠通便的作用，特别适宜气血两亏、面黄肌瘦、心悸气短、便秘、闭经等症状的人食用。

桃子的吃法很多，可以鲜食，还能制作成罐头。桃子虽好吃，却也不像民谚中说的可以毫无顾忌地多吃。李时珍说“生桃多食，令人膨胀及生疮疖，有损无益”，而且多吃桃容易上火，凡是内热偏盛、容易生疮疖的人皆不宜多吃。但是，吃果脯就没有这个弊端了。此外，桃仁虽然有破血行淤、滑肠通便的功效，但是桃仁含有挥发油和大量的脂肪油，泄多补少，而且吃多了还会中毒。尤其是孕妇，不可多食。

杏肉味酸、性热，有小毒，过食会伤及筋骨、诱发痼疾。此外，由于杏子酸性较强，过量食用不仅容易激增胃里的酸液伤胃引起胃病，还容易腐蚀牙齿，诱发龋齿。

李子性温，过量食用会引起脑胀虚热，出现心烦发热、燥热多汗等症状。尤其食李子时切忌不可与麻雀肉、蜂蜜同食，否则可损人五脏，严重还会危及生命。

其实，任何一种水果，适量吃都没有问题，不会对身体造成伤害。而任何一种表明对身体无害的水果，也并非多多益善。

生吃等于吃健康

日常生活中，很多人喜欢购买鲜嫩的蔬菜，回家趁着新鲜生吃。大多数蔬菜要鲜食无可厚非，但有些蔬菜，并不适宜生吃。虽然生吃很绿色，且含有较多维生素，但吃起来危险系数较大，还是应该三思而后吃。

首先，研究发现，新鲜并不一定意味着更有营养。因为大多数蔬菜存放一周后的营养成分含量与刚刚采摘时多是相差无几的，甚至完全相同，而刚刚采摘的蔬菜常常还带有多种对人体有害的物质。番茄、马铃薯和菜花经过一周的存放后，它们所含的维生素C都有所下降，而甘蓝、菜瓜、青椒和菠菜存放一周后，其维生素C含量基本没有变化。经过冷藏保存的卷心菜甚至比新鲜卷心菜含有更加丰富的维生素C。

此外，现在几乎没有几种蔬菜在生长过程中不喷洒农药，生吃还得冒着被农药和肥料危害的风险，因此，为了图新鲜而冒着危害健康的风险非常不值得。

其实，生吃多半是为了不损失维生素，而有些烹制方式，完全可以避免过多损耗。维生素C、维生素B1都怕热，因此要避免小火焖，要用旺火炒。再有，炒菜时要加入少许醋，也有利于维生素保存。还有些蔬菜适宜凉拌，既清爽可口，又避免营养素损失。

小贴士：

施用农药较少与较多的蔬菜：

蔬菜中芹菜、韭黄、韭菜、菜花、苋菜、菠菜、萝卜叶等，一般用农药都比较少，受到污染程度低。而白菜、卷心菜、空心菜、油菜等施用农药较多。有些食用部位长在泥土中的蔬菜，如马铃薯、芋头、萝卜等，一般不会喷洒农药，可放心食用。

多多益善，健康也会加倍

水果中含有丰富的维生素和微量元素，而且多数口感非常好，许多人为了营养和美味，认为多多益善。然而，任何食物适量食用对身体有益，过量都会带来危害，因此多多益善肯定是错误的。

水果过量带来“水果病”

过敏：比较常见的是芒果、菠萝。有人吃了嘴唇立即发麻、红肿，严重的全身出皮疹。

便秘：传统医学认为，苹果、番石榴具有收敛作用，可用来预防腹泻，所以便秘的人要少吃。

低血糖：荔枝如果吃得太多，容易出现低血糖。患有慢性扁桃体炎、咽喉炎、容易过敏和患有糖尿病的人都不宜多吃鲜荔枝。

这两种水果食之有讲究

1.柿子

柿子虽然甘甜可口，但空腹时不宜多吃。因为柿子中的鞣质和果胶与胃酸相遇后会形成粘稠状物质，再与未被消化的植物纤维碰到一起，就会形成不能溶化的硬块——柿结石。其中小的结石可以随粪便排出，大的结石滞留在胃肠中就会带来麻烦。所以，空腹或食用过多的蛋白质丰富的食物后，不宜马上吃柿子。

2.荔枝

多食荔枝除了易于导致发热上火外，还可能引起荔枝病，轻者出现恶心、头晕眼花、四肢柔弱无力，重者出现昏迷、抽筋。

反季节蔬果，吃还是不吃

茄子、青椒、西红柿、豆角这些本来只能在夏、秋季节吃到的蔬菜，却出现在冬、春市场上，这就是反季节蔬菜。以前，这个概念对于我们而言可能还稍显陌生，现在，由于蔬菜种植技术水平的提高，我们餐桌上一年四季的蔬菜品种都很丰富。“反季节蔬菜”这个称谓也变得越来越模糊。

寒冬腊月，当我们放开胃口享受美味的时候，不要忽视了蔬果在栽培和运输过程中已经受到污染和营养损失。那么，怎样吃反季节蔬果更健康，就需要我们认真思考一下了。

如何挑?

1.不要选择奇形怪状的蔬果。譬如：西红柿上长出一个长长的尖，或长出“孪生兄弟”；某些草莓、西瓜等水果个头过大，切开后中间是空腔，这些蔬果可能使用了膨大剂、增红剂和催熟剂等化学激素，所以尽量少购买。

2.颜色太过亮丽的蔬果不要选。有时候，为了让蔬果看起来漂亮，吃起来味道甜美，有人会用加了明矾、甜蜜素或味精的水给蔬果们“洗澡”，这样既可以使蔬果的分量增加，还能使它们看起来漂亮，吃起来清脆可口。但是，对身体健康却是毫无益处。因此，在挑选蔬果时，那些看上去格外亮丽的要慎重选择。

3.尽量选择本地蔬果。“本地蔬果”这个概念是相对的。你居住的城市和附近省市生产的蔬果就是首选，也就是说，选择离你近距离的蔬果。为什么这样说呢？因为在长途运输过程中，蔬果会损失大量营养物质。据测定，在运输过程中，3天之内，青蒜及葱会失去50%的胡萝卜素，绿豆将失去60%的维生素C。一些蔬果中天然的抗癌物质和酶在运输过程中也会被破坏。所以，为了吃的健康，刚刚采摘下来的蔬果是首选。

怎样做?

1.要光照

我们都知道阳光中的紫外线有消毒杀毒的作用，刚刚买回来的新鲜蔬果，尤其是叶类蔬菜，上面可能会残留一些农药和有害化学物质，食用之前先放在阳光充足的地方让紫外线照射10分钟，这样能很好的清除有害物质。

2.最好用开水烫一下

还有一种最好的对付残留农药的方法就是开水烫，譬如菜花、豆角、青椒、芹菜等，在烹饪之前最好放在沸水中烫一下。据相关试验，这样能够清除90%以上的残留农药。

3.大火爆炒

爆炒既可以最大限度地保存蔬菜中的营养物质，还能清除有害残留物。

小贴士：

做菜时，最好够吃就行，不要留有剩菜。剩菜不仅营养物质流失严重，而且还会生成对健康有害的物质。

尤其是不要食用隔夜的鱼、海鲜、绿叶蔬菜、凉拌菜等。海鲜和鱼隔夜后容易产生蛋白质降解物，会损伤肝、肾功能。绿叶蔬菜中含有不同量的硝酸盐，烹饪过度或放的时间过长，不仅蔬菜会发黄、变味，硝酸盐还会被细菌还原成有毒的亚硝酸盐，有致癌的危险。凉拌菜由于加工的时候就受到了较多污染，即使冷藏，隔夜后也很有可能已经变质，所以要现吃现做。

图书在版编目（CIP）数据

五颜六色更营养 / 何洪巨主编 . — 北京 : 光明日报出版社 , 2011.10

ISBN 978-7-5112-1621-2

Ⅰ . ①五… Ⅱ . ①何… Ⅲ . ①饮食营养学 Ⅳ . ① R151.4

中国版本图书馆 CIP 数据核字（2011）第 189808 号

五颜六色更营养

著　　者：何洪巨　丁海凤　主编

出 版 人：朱　庆

责任编辑：高　迟　李壬杰　　责任校对：傅泉泽

装帧设计：龙　惠　　责任印制：曹　诤

出版发行：光明日报出版社

地　　址：北京市东城区珠市口东大街 5 号，100062

电　　话：010-67078250（咨询），67078237（发行），67078235（邮购）

传　　真：010-67078227，67078255

网　　址：http://book.gmw.cn

E-mail：gmcbs@gmw.cn　　lirenjie111@126.com

法律顾问：北京洪范广住律师事务所徐波律师

印　　刷：北京联兴盛业印刷股份有限公司

装　　订：北京联兴盛业印刷股份有限公司

本书如有破损、缺页、装订错误，请与本社联系调换

开　　本：690 × 975　1/16

字　　数：120 千字　　印　　张：13.5

版　　次：2012 年 1 月第 1 版　　印　　次：2012 年 1 月第 1 次印刷

书　　号：ISBN 978-7-5112-1621-2

定　　价：29.80 元